巧识本草
速记中药

主　审　赵　霞

主　编　赵兴蕊　王洪云　张　尹

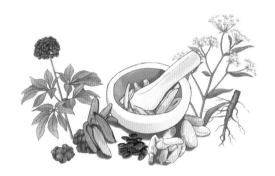

U0273818

全国百佳图书出版单位
中国中医药出版社
·北 京·

图书在版编目（CIP）数据

巧识本草　速记中药 / 赵兴蕊，王洪云，张尹主编. —北京：中国中医药出版社，2022.1
ISBN 978 – 7 – 5132 – 7352 – 7

Ⅰ.①巧…　Ⅱ.①赵…②王…③张…　Ⅲ.①中草药—基本知识　Ⅳ.① R28

中国版本图书馆 CIP 数据核字（2021）第 252206 号

中国中医药出版社出版

北京经济技术开发区科创十三街 31 号院二区 8 号楼
邮政编码　100176
传真　010-64405721
三河市同力彩印有限公司印刷
各地新华书店经销

开本 880 × 1230　1/32　印张 8.5　字数 177 千字
2022 年 1 月第 1 版　2022 年 1 月第 1 次印刷
书号　ISBN 978 – 7 – 5132 – 7352 – 7

定价　49.80 元
网址　www.cptcm.com

服 务 热 线　010-64405510
购 书 热 线　010-89535836
维 权 打 假　010-64405753

微信服务号　zgzyycbs
微商城网址　https：//kdt.im/LIdUGr
官方微博　http：//e.weibo.com/cptcm
天猫旗舰店网址　https：//zgzyycbs.tmall.com

如有印装质量问题请与本社出版部联系（010-64405510）
版权专有　侵权必究

《巧识本草　速记中药》

编委会

主　　审　赵　霞

主　　编　赵兴蕊　王洪云　张　尹

副 主 编　刘常逊　杨深应　李婵娟　李智辉
　　　　　李青霞　黄之镨

编　　委（按姓氏笔画排序）
　　　　　丁国瑜　马光宇　王秋晓蔓　刘　衡
　　　　　杨　麒　杨发建　李　华　　李海旸
　　　　　陈玲玲　周月倾　段生艳　　段建雪
　　　　　柴连周　陶明宝　曹朴琼　　禄美云

拍　　摄　李　华　李海旸

资助项目

西南地区旅游和健康教育扶贫实验项目第二批资助项目（健康旅游产业产教融合人才培养模式的构建与实践：XN0209B）

云南省高等职业院校高水平骨干专业建设项目（中药学专业：云教发〔2018〕83号）

云南省高等职业院校高水平骨干专业建设项目（中医学专业：云教发〔2018〕83号）

保山中医药高等专科学校校级百名中青年学术技术带头人（2020x001、2020x002）

中医药学历史悠久、底蕴深厚，凝聚着中华民族的智慧和心血，为中华民族健康繁衍生息和文化传承做出了重要贡献。中医药是中华民族的瑰宝，中医学具有几千年的临床实践经验积累，其优势在于整体论和辨证论治。当下，中国特色社会主义已经进入新时代，我国社会的主要矛盾已经转化为人民日益增长的美好生活需要和不平衡不充分的发展之间的矛盾。要追求美好的生活必须要有健康的身体，于是，人们在居家生活中常常会购买一些具有保健作用的中药来调理身体，或是按照医方医书购买中药来自行治疗疾病。但是市场上鱼龙混杂，加之中药同物异名、同名异物现象较多，植物来源多，极难辨认。所以，我们组织了一批专业人士编写此书，主要目的有两方面：一是想帮助从事中药专业技术相关工作的人员及广大人民群众快速准确地识别中药、安全合理地使用中药；二是可为参加中医药相关资格考试的考生提供一本学习效率高、趣味性强的复习参考书。

该书收录中药118种，既是临床常用中药，也属国家执业药师考试大纲的范围。考虑到其系统性、趣味性与实用性，编者按照中药的来源、性状、功效、药理作用等进行编写，方便读者查阅和使用。

该书还是教育部西南地区旅游和健康教育扶贫实验项目——第二批资助项目"健康旅游产业产教融合人才培养模式的构建与实践"的重要研究成果，不仅能普及中医药文化知识，还能更好地传承中医药文化，同时可帮助种植中草药的农户识别中药、了解中药，对推动区域经济发展具有实质性价值，为健康旅游产业产教融合人才培养模式的构建与实践提供了基础保障。

该书的第一大特色是中药性状部分，配有高清的中药饮片图，特征明显、清晰，并用简明扼要的文字加以描述，图文并茂、言简意赅；第二大特色是功效部分，读者在识别中药的同时，还可以通过每味药物功效的歌诀来实现趣味记忆，为确保读者能正确理解歌诀真意，编者特加以解释。本书内容简单，易于掌握，适合各类人群阅读，可作为科普读物向中药学相关专业人士、院校学生、考生、中医药爱好者及广大人民群众推广中医药传统文化和科学知识。

虽编者倾心尽力，但由于中药材存在南北差异，加之编写时间仓促，难免会出现疏漏，敬请广大读者提出宝贵的意见和建议，以便进一步完善。

编　者

2021 年 9 月

目 录

巴戟天（Bajitian）

MORINDAE OFFICINALIS RADIX

巴戟天为茜草科植物巴戟天 *Morinda officinalis* How 的干燥根。全年均可采挖，洗净，除去须根，晒至六七成干，轻轻捶扁，晒干。

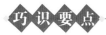

（1）形状

扁圆柱形，略弯曲，具纵纹和横环纹及横裂纹。

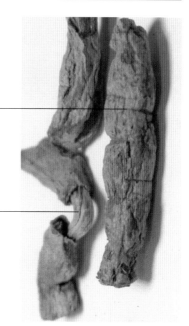

（2）串珠

有的皮部横向断离露出木部，形似连珠。

（3）皮厚

断面皮部厚，紫色或淡紫色，约占断面的 2/3，易与木部剥离。

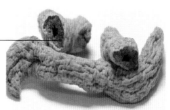

（4）气味

气微，味甘而微涩。

1

速记功效

性味归经： 甘、辛，微温。归肾、肝经。

功效主治： 补肾阳，强筋骨，祛风湿。用于阳痿遗精，宫冷不孕，月经不调，少腹冷痛，风湿痹痛，筋骨痿软。

速记歌诀： 巴戟天精神风。

歌诀详解： 精——强筋骨；神——补肾阳；风——祛风湿。

药理作用

巴戟天具有显著的抗抑郁、抗疲劳、调节机体免疫功能和改善骨质疏松等药理作用。此外，还具有抗氧化、抗肿瘤、抗病毒、抗菌消炎镇痛、抗老年痴呆及保护肝脏的作用。

参考文献

［1］饶鸿宇，陈滔彬，何彦，等．南药巴戟天化学成分与药理研究进展［J］．中南药学，2018，16（11）：1567–1574.

［2］宋开蓉，高建德，刘雄，等．巴戟天现代研究进展［J］．中兽医医药杂志，2018，37（03）：79–82.

［3］苏现明，王洪庆，陈若芸，等．巴戟天属植物化学成分及药理活性研究进展［J］．中药材，2017，40（04）：986–991.

［4］运锋．巴戟天抗抑郁作用现代药理研究进展［J］．辽宁中医药大学学报，2019，21（10）：126–128.

［5］詹积．巴戟天抗抑郁和抗疲劳的活性成分研究［D］．无锡：江南大学，2019.

白附子（Baifuzi）

TYPHONII RHIZOMA

白附子为天南星科植物独角莲 *Typhonium giganteum* Engl. 的干燥块茎。秋季采挖，除去须根和外皮，晒干。

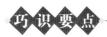

（1）形状
椭圆形或卵圆形。

（2）环纹
表面有环纹、须根痕。

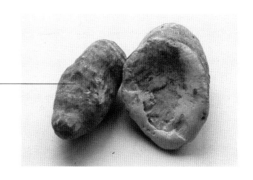

（3）鞋底片
白色，粉性，有的中部常较小，呈鞋底状。

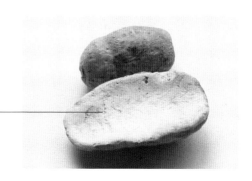

（4）气味
气微，味淡、麻辣刺舌。

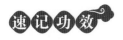
速记功效

性味归经： 辛，温；有毒。归胃、肝经。

功效主治： 祛风痰，定惊搐，解毒散结，止痛。用于中风痰壅，口眼㖞斜，语言謇涩，惊风癫痫，破伤风，痰厥头痛，偏正头痛，瘰疬痰核，毒蛇咬伤。

速记歌诀： 白附谈风趣，盯紧杜绝借伞。

歌诀详解： 谈风趣——祛风痰；盯紧——定惊搐；杜绝借伞——解毒散结。

药理作用

　　白附子具有抗感染、镇静、抗惊厥、抗炎镇痛、抑菌、调节非特异性免疫、抗肿瘤、祛痰以及抑制胰蛋白酶活性等药理作用。

• 参考文献 •

[1] 黄金钰，戴忠，马双成.白附子的研究进展［J］.中草药，2015，46（18）：2816–2822.

[2] 游维丽.白附子的化学成分及药理作用分析［J］.中国医药指南，2012，10（29）：274–275.

白及（Baiji）

BLETILLAE RHIZOMA

白及为兰科植物白及 *Bletilla striata*（Thunb.）Reichb. f. 的干燥块茎。夏、秋二季采挖，除去须根，洗净，置沸水中煮或蒸至无白心，晒至半干，除去外皮，晒干。

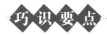

（1）环纹

有数圈同心环节和棕色点状须根痕。

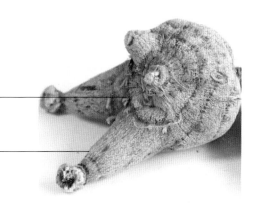

（2）分枝

多有 2~3 个爪状分枝，少数具 4~5 个爪状分枝。

（3）筋脉点

断面类白色，角质样，有散在的筋脉小点。

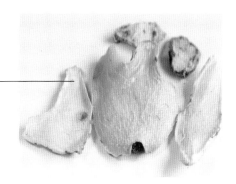

（4）气味

气微，味苦，嚼之有黏性。

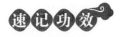速记功效

性味归经：苦、甘、涩，微寒。归肺、肝、胃经。

功效主治：收敛止血，消肿生肌。用于咯血，吐血，外伤出血，疮疡肿毒，皮肤皲裂。

速记歌诀：白及熟练止血，消肿生肌。

歌诀详解：熟练止血——收敛止血。

药理作用

白及具有止血、促进伤口愈合、调节免疫、改善认知功能障碍、抗菌、抗炎、抗氧化、抗肿瘤、抗溃疡以及保护胃黏膜等药理作用。

• 参考文献 •

[1] 刘金梅，安兰兰，刘刚，等.白及化学成分和药理作用研究进展与质量标志物预测分析［J］.中华中医药学刊，2021，39（06）：28–37.

巧识本草 速记中药 B

白蔹（Bailian）

AMPELOPSIS RADIX

白蔹 为 葡 萄 科 植 物 白 蔹 *Ampelopsis japonica*（Thunb.）Makino 的干燥块根。春、秋二季采挖，除去泥沙和细根，切成纵瓣或斜片，晒干。

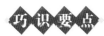

巧识要点

（1）外皮易脱落

红棕色或红褐色，易层层脱落，脱落处呈淡红棕色。

（2）内卷曲

切面周边常向内卷曲。

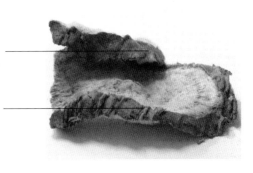

（3）棱线

中部有一突起的棱线。

（4）断面

体轻，质硬脆，易折断，折断时有粉尘飞出。

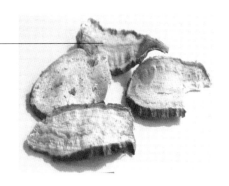

（5）气味

气微，味甘。

速记功效

性味归经： 苦，微寒。归心、胃经。

功效主治： 清热解毒，消痈散结，敛疮生肌。用于痈疽发背，
疔疮，瘰疬，烧烫伤。

速记歌诀： 白脸鸡，消毒用。

歌诀详解： 白脸——白蔹；鸡——生肌，敛疮；消毒用——消
痈散结，清热解毒。

药理作用

　　白蔹具有抑菌、抗肿瘤、调节免疫、促进伤口愈合、促进
溃疡面愈合、保护多巴胺神经元及兴奋中枢等药理作用。

· 参考文献 ·

［1］陈爱军，刘运美，蔡凤桃，等.白蔹研究进展［J］.中国民族民间医
　　药，2014，23（13）：10-11.

［2］李媛媛，宫小勇，晁旭，等.白蔹的化学成分、质量控制及药理作用
　　研究进展［J］.沈阳药科大学学报，2020，37（10）：956-960.

巧识本草　速记中药　Ⓑ

白茅根（Baimaogen）

IMPERATAE RHIZOMA

白茅根为禾本科植物白茅 *Imperata cylindrica* Beauv.var. *major*（Nees）C.E.Hubb. 的干燥根茎。春、秋二季采挖，洗净，晒干，除去须根和膜质叶鞘，捆成小把。

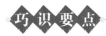 巧识要点

（1）节明显
表面具纵皱纹，节明显，稍突起。

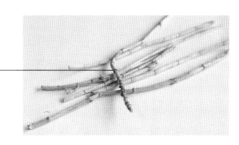

（2）车轮状小孔
断面中部有大孔，皮部白色，有很多小孔，放射状排列，如车轮状。

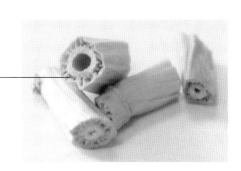

（3）气味
气微，味微甜。

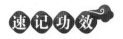

性味归经：甘，寒。归肺、胃、膀胱经。

功效主治：凉血止血，清热利尿。用于血热吐血，衄血，尿血，热病烦渴，湿热黄疸，水肿尿少，热淋涩痛。

速记歌诀：白猫凉指，亲热鹏鸟。

歌诀详解：白猫——白茅；凉指——凉止（凉血止血）；亲热鹏鸟——清热利尿。

药理作用

　　白茅根具有抗氧化、抗菌、抗炎镇痛、抗肿瘤、调节免疫、止血、保肝护肾、利尿、降血压以及调节脂质代谢等药理作用。

● 参考文献 ●

［1］刘金荣.白茅根的化学成分、药理作用及临床应用［J］.山东中医杂志，2014，33（12）：1021-1024.

［2］文泉，桂兰，红梅.蒙药白茅根药理研究进展［J］.中国民族医药杂志，2016，22（11）：53-54.

［3］马成勇，王元花，杨敏，等.白茅根及其提取物的药理作用机制及临床应用［J］.医学综述，2019，25（02）：370-374.

白前（Baiqian）

CYNANCHI STAUNTONII RHIZOMA ET RADIX

白前为萝藦科植物柳叶白前 *Cynanchum stauntonii*（Decne.）Schltr. ex Lévl. 或芫花叶白前 *Cynanchum glaucescens*（Decne.）Hand.-Mazz. 的干燥根茎和根。秋季采挖，洗净，晒干。

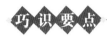

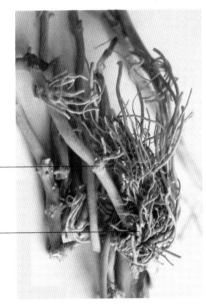

（1）节明显
节明显，节间长1.5~4.5cm。

（2）根盘曲成团
节处簇生纤细弯曲的根，常盘曲成团。

（3）中空
质脆，断面中空。

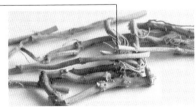

（4）气味
气微，味微甜。

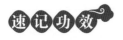

性味归经：辛、苦，微温。归肺经。

功效主治：降气，消痰，止咳。用于肺气壅实，咳嗽痰多，胸满喘急。

速记歌诀：白前气堂客。

歌诀详解：气——降气；堂——消痰；客——止咳。

药理作用

　　白前具有镇痛、抗炎、祛痰、止咳平喘、抗胃溃疡、止泻、降血脂、抗血栓形成及抗病毒等药理作用。

• 参考文献 •

［1］刘洋，王四旺，唐志书.白前的现代研究与开发应用前景［J］.西北药学杂志，2015，30（06）：768-770.

［2］黄芳，方悦，郑琦，等.白前抗血栓形成作用的研究［J］.浙江中西医结合杂志，2012，22（07）：574-575.

白芍（Baishao）

PAEONIAE RADIX ALBA

白芍为毛茛科植物芍药 *Paeonia lactiflora* Pall. 的干燥根。夏、秋二季采挖，洗净，除去头尾和细根，置沸水中煮后除去外皮或去皮后再煮，晒干。

（1）两端平截
呈圆柱形，平直或稍弯曲，两端平截。

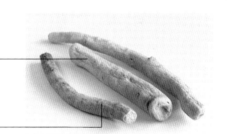

（2）表面光洁
类白色或淡棕红色，光洁或有纵皱纹及细根痕。

（3）筋脉纹
断面形成层环明显，可见稍隆起的筋脉纹放射状排列。

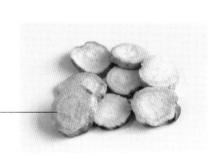

（4）气味
气微，味微苦、酸。

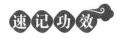

速记功效

性味归经：苦、酸，微寒。归肝、脾经。

功效主治：养血调经，敛阴止汗，柔肝止痛，平抑肝阳。用于血虚萎黄，月经不调，自汗，盗汗，胁痛，腹痛，四肢挛痛，头痛眩晕。

速记歌诀：白芍练鹰，养（羊）跳惊，揉竿制平羊。

歌诀详解：白芍练鹰——白芍，敛阴止汗；养（羊）跳惊——养血调经；揉竿制平羊——柔肝止痛，平抑肝阳。

药理作用

　　白芍具有显著的镇静、抗惊厥作用；对化学性肝损伤有明显保护作用，能减轻肝细胞变性坏死程度；可调节子宫平滑肌，对小鼠离体子宫低浓度具有兴奋作用，高浓度呈抑制作用；具有止痛、缓解胃肠平滑肌痉挛、增强免疫、抗心肌缺血与心肌重构、抗血栓、抗应激、抗炎、抗菌、抗病毒、提高胰岛素敏感性、保护神经元、减少神经细胞凋亡、调节神经因子、提高脑耐缺氧缺血能力、抗抑郁等药理作用。

・ 参考文献 ・

［1］吴玲芳，王晓晴，陈香茗，等.白芍化学成分及药理作用研究进展［J］.国际药学研究杂志，2020，47（03）：175-187.

巧识本草 速记中药 B

白头翁（Baitouweng）

PULSATILLAE RADIX

白头翁为毛茛科植物白头翁 *Pulsatilla chinensis*（Bge.）Regel 的干燥根。春、秋二季采挖，除去泥沙，干燥。

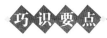

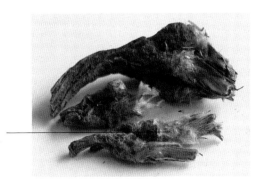

（1）白头

根头部稍膨大，有白色绒毛和鞘状叶柄残基。

（2）网纹

皮部黄白色或淡黄棕色，环状裂隙，木部淡黄色，有蜘蛛网状纹理。

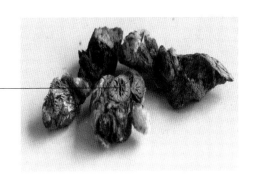

（3）气味

气微，味微苦涩。

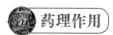

速记功效

性味归经：苦，寒。归胃、大肠经。

功效主治：清热解毒，凉血止痢。用于热毒血痢，阴痒带下。

速记歌诀：白头翁，治血痢，解热毒。

歌诀详解：治血痢——凉血止痢；解热毒——清热解毒。

药理作用

　　白头翁具有抑制血管扩张、抗癌、抗腹泻、抗菌、抗内毒素、增强免疫功能、抗炎以及恢复促炎因子与抗炎因子平衡等药理作用。

● 参考文献 ●

［1］张保国，梁晓夏，刘庆芳.白头翁汤现代药效学研究［J］.中成药.2009，31（04）：607-608.

［2］金桑懿，毕凌，焦丽静，等.白头翁汤化学成分及药理作用研究进展［J］.上海中医药杂志，2019，53（03）：109-111.

白薇（Baiwei）

CYNANCHI ATRATI RADIX ET RHIZOMA

白薇为萝藦科植物白薇 *Cynanchum atratum* Bge. 或蔓生白薇 *Cynanchum versicolor* Bge. 的干燥根和根茎。春、秋二季采挖，洗净，干燥。

巧识要点

（1）根茎
粗短，有结节。

（2）根
根茎下面及两侧簇生多数细长的根。

（3）根与根茎
大块是根茎，细小的是根。

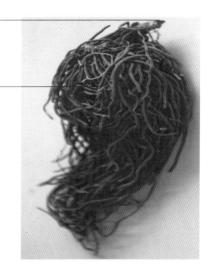

（4）有木心
断面皮部黄白色，木部黄色，有圆形小木心。

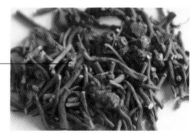

（5）气味
气微，味微苦。

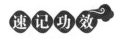

性味归经：苦、咸，寒。归胃、肝、肾经。

功效主治：清热凉血，利尿通淋，解毒疗疮。用于温邪伤营发热，阴虚发热，骨蒸劳热，产后血虚发热，热淋，血淋，痈疽肿毒。

速记歌诀：白薇独闯清凉通。

歌诀详解：独闯——解毒疗疮；清凉——清热凉血；通——利尿通淋。

药理作用

　　白薇具有退热、抗炎、抑制肺炎球菌、镇咳祛痰、平喘、镇痛、抗肿瘤及抗心力衰竭等药理作用。

· 参考文献 ·

［1］袁鹰，张卫东，柳润辉，等.白薇的化学成分和药理研究进展［J］.药学实践杂志，2007（01）：6-9.

［2］孙瑜，田树成，刘德军，等.中药白薇化学成分研究［J］.中国药业，2019，28（07）：9-11.

巧识本草　速记中药　B

白芷（Baizhi）

ANGELICAE DAHURICAE RADIX

白芷为伞形科植物白芷 *Angelica dahurica*（Fisch. ex Hoffm.）Benth. et Hook. f. 或杭白芷 *Angelica dahurica*（Fisch. ex Hoffm.）Benth. et Hook. f. var. *formosana*（Boiss.）Shan et Yuan 的干燥根。夏、秋间叶黄时采挖，除去须根和泥沙，晒干或低温干燥。

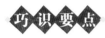 巧识要点

（1）疙瘩丁
外皮上所带有的皮孔样横向突起。

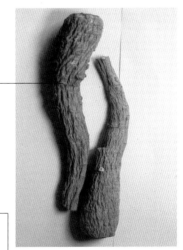

（2）油点
皮部散有多数棕色油点。

（3）形成层环
棕色，近方形或近圆形。

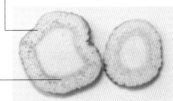

（4）气味
气芳香，味辛、微苦。

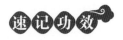

性味归经：辛，温。归胃、大肠、肺经。

功效主治：解表散寒，祛风止痛，宣通鼻窍，燥湿止带，消肿排脓。用于感冒头痛，眉棱骨痛，鼻塞流涕，鼻衄，鼻渊，牙痛，带下，疮疡肿痛。

速记歌诀：风寒痛，鼻脓肿，白纸湿。

歌诀详解：风寒痛——祛风、散寒、止痛；鼻脓肿——宣通鼻窍，消肿排脓；白纸湿——白纸（白芷）；湿——燥湿、止带。

药理作用

　　白芷具有解热、镇静、镇痛、抗炎、抗惊厥、抗肿瘤、抗氧化、降血糖、抑制病原微生物等药理作用，对酪氨酸酶有抑制作用，对皮肤有美白和延缓衰老的作用，还具有明显改善血液流变学的作用。

・**参考文献**・

［1］李根林，孙静雅，吴宿慧，等.常用美白祛斑中药抗氧化活性比较［J］.中医学报，2015，30（10）：1467-1469.

［2］王蕊，刘军，杨大宇，等.白芷化学成分与药理作用研究进展［J］.中医药信息，2020，37（02）：123-128.

白术（Baizhu）

ATRACTYLODIS MACROCEPHALAE RHIZOMA

白术为菊科植物白术 *Atractylodes macrocephala* Koidz. 的干燥根茎。冬季下部叶枯黄、上部叶变脆时采挖，除去泥沙，烘干或晒干，再除去须根。

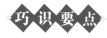

（1）云头

不规则肥厚团块，一端稍膨大，表面有瘤状突起。

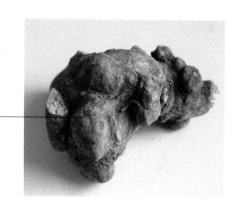

（2）油室

质坚硬，断面不平坦，皮部无裂隙，木部有裂隙及棕黄色点状油室。

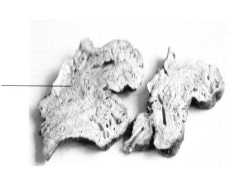

（3）气味

气清香，味甘、微辛，嚼之略带黏性。

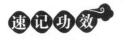

速记功效

性味归经： 苦、甘，温。归脾、胃经。

功效主治： 健脾益气，燥湿利水，止汗，安胎。用于脾虚食少，腹胀泄泻，痰饮眩悸，水肿，自汗，胎动不安。

速记歌诀： 白术脾气燥，止汗又安胎。

歌诀详解： 脾气——健脾益气；燥——燥湿利水。

药理作用

　　白术对胃肠道的运动具有双向调节作用，既能促进胃排空和小肠推进，也能抑制胃肠道运动。白术还能够调节肠道微生态环境，修复胃肠道黏膜损伤而发挥抗胃肠溃疡的作用。对于神经系统，白术具有抗抑郁、抗阿尔茨海默症、抑制神经细胞凋亡等作用。此外，白术还具有调节免疫、抗诱变、抗炎镇痛、抗肿瘤、抗菌、抗血小板聚集、调节糖脂代谢、利尿、保肝护肾、安胎等药理作用。

――――――――――・ **参考文献** ・――――――――――

［1］王晶，张世洋，盛永成，等.白术治疗胃肠道疾病药理作用研究进展［J］.中华中医药学刊，2018，36（12）：2854-2858.

［2］顾思浩，孔维崧，张彤，等.白术的化学成分与药理作用及复方临床应用进展［J］.中华中医药学刊，2020，38（01）：69-73.

［3］张晓娟，左冬冬.白术化学成分及药理作用研究新进展［J］.中医药信息，2018，35（06）：101-106.

［4］赵玉娇，高耀，周玉枝，等.白术在神经精神系统疾病中的药理作用及机制研究进展［J］.中草药，2017，48（21）：4546-4551.

百部（Baibu）

STEMONAE RADIX

百部为百部科植物直立百部 *Stemona sessilifolia*（Miq.）Miq.、蔓生百部 *Stemona japonica*（BL.）Miq. 或对叶百部 *Stemona tuberosa* Lour. 的干燥块根。春、秋二季采挖，除去须根，洗净，置沸水中略烫或蒸至无白心，取出，晒干。

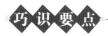

巧识要点

（1）深纵沟

纺锤形，上端较细长，表面有不规则深纵沟。

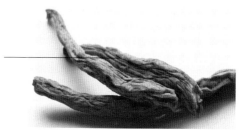

（2）角质样

断面角质样，皮部较宽，中柱扁缩。

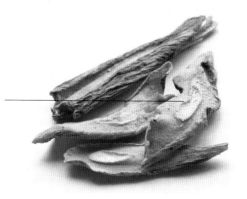

（3）气味

气微，味甘、苦。

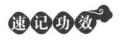

性味归经：甘、苦，微温。归肺经。

功效主治：润肺下气止咳，杀虫灭虱。用于新久咳嗽，肺痨咳嗽，顿咳；外用于头虱，体虱，蛲虫病，阴痒。蜜百部润肺止咳。用于阴虚劳嗽。

速记歌诀：百部润侠客，杀虫灭虱。

歌诀详解：润侠客——润肺下气止咳。

药理作用

　　百部具有镇咳平喘、祛痰、杀虫、抗菌、抗氧化、抗肿瘤等药理作用。

-------- 参考文献 --------

［1］樊兰兰，陆丽妃，王孝勋，等.百部药理作用与临床应用研究进展［J］.中国民族民间医药，2017，26（08）：55-59.

［2］张玄薇，王孝勋，梁臣艳，等.对叶百部化学成分及药理作用研究进展［J］.亚太传统医药，2015，11（03）：42-44.

百合（Baihe）

LILII BULBUS

百合为百合科植物卷丹 *Lilium lancifolium* Thunb.、百合 *Lilium brownii* F. E. Brown var. *viridulum* Baker 或细叶百合 *Lilium pumilum* DC. 的干燥肉质鳞叶。秋季采挖，洗净，剥取鳞叶，置沸水中略烫，干燥。

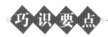

（1）顶尖基宽边薄
长椭圆形，顶端稍尖，基部较宽，边缘薄，微波状。

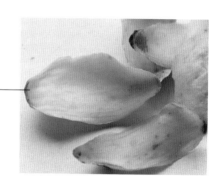

（2）脉纹
表面有数条纵直平行的白色维管束。

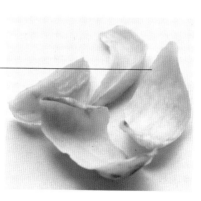

（3）角质样
质硬而脆，断面较平坦，角质样。

（4）气味
气微，味微苦。

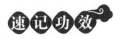

速记功效

性味归经：甘，寒。归心、肺经。

功效主治：养阴润肺，清心安神。用于阴虚燥咳，劳嗽咳血，虚烦惊悸，失眠多梦，精神恍惚。

速记歌诀：白鹤养鹰润飞，轻信安身。

歌诀详解：白鹤——百合；养鹰润飞——养阴润肺；轻信安身——清心安神。

药理作用

百合具有降血糖、降血脂、调节免疫、抗氧化、抗疲劳、抗肿瘤、抑菌、抗抑郁、镇静催眠、镇咳、祛痰、平喘等药理作用。

• 参考文献 •

[1] 刘鹏，林志健，张冰.百合的化学成分及药理作用研究进展［J］.中国实验方剂学杂志，2017，23（23）：201–211.

[2] 袁泽玥，张典，崔迎春.百合多糖的药理作用研究进展［J］.科学技术创新，2020，（15）：25–26.

[3] 李艳，苗明三.百合的化学、药理与临床应用分析［J］.中医学报，2015，30（07）：1021–1023.

[4] 罗林明，裴刚，覃丽，等.中药百合化学成分及药理作用研究进展［J］.中药新药与临床药理，2017，28（06）：824–837.

板蓝根（Banlangen）

ISATIDIS RADIX

板蓝根为十字花科植物菘蓝 *Isatis indigotica* Fort. 的干燥根。秋季采挖，除去泥沙，晒干。

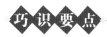巧识要点

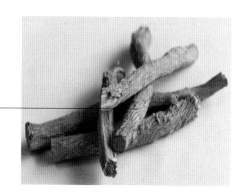

（1）纵皱纹

根头略膨大，表面有纵皱纹、横长皮孔样突起及支根痕。

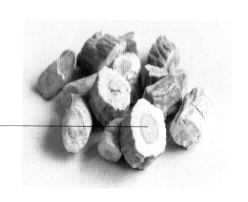

（2）金井玉栏

断面皮部黄白色，木部黄色，有"菊花心"样纹理。

（3）气味

气微，味微甜后苦涩。

速记功效

性味归经： 苦，寒。归心、胃经。

功效主治： 清热解毒，凉血利咽。用于温疫时毒，发热咽痛，温毒发斑，痄腮，烂喉丹痧，大头瘟疫，丹毒，痈肿。

速记歌诀： 板蓝根，解毒利咽。

歌诀详解： 解毒——清热解毒；利咽——凉血利咽。

药理作用

　　板蓝根具有抗病原微生物、解热抗炎、抗内毒素、抗肿瘤、抗衰老、抑制血小板聚集、降血脂、保肝以及增强特异性与非特异性免疫功能等药理作用，还具有保护和预防金属中毒的作用。板蓝根所含成分靛玉红有显著的抗白血病作用。

● 参考文献 ●

［1］常晓波.板蓝根与抗内毒素药效作用及化学基础研究［J］.吉林医学，2013，34（27）：5539.

［2］周蓉蓉，高鹏飞，张文意，等.槐耳板蓝根双向发酵提取物抑制乳腺癌 MCF-7 细胞迁移 / 侵袭及相关因子的研究［J］.中国中医药信息杂志，2016，23（05）：64-68.

［3］李吉萍，朱冠华，袁野，等.板蓝根多糖体内抗肿瘤作用与免疫功能调节实验研究［J］.天然产物研究与开发，2017（29）：2010-2016.

［4］农石生，龚子龙，周金花，等.板蓝根抗氧化成分及抗氧化性能研究［J］.中国野生植物资源，2017，36（03）：18-22.

［5］樊永恒，陈慧，邬静，等.板蓝根多糖对染铅雄性小鼠生长性能的影响［J］.中兽医医药杂志，2018，37（03）：60-63.

［6］王建敏，李伟.板蓝根颗粒中有效成分的测定及药理作用研究进展［J］.中国医药导报，2019，16（18）：49-52.

半夏（Banxia）

PINELLIAE RHIZOMA

半夏为天南星科植物半夏 *Pinellia ternata*（Thunb.）Breit. 的干燥块茎。夏、秋二季采挖，洗净，除去外皮和须根，晒干。半夏的炮制加工品有法半夏、姜半夏、清半夏。

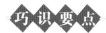

1.半夏

（1）凹窝
顶端有凹陷茎痕。

（2）麻点
顶端周围密布麻点状根痕。

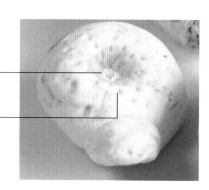

2.法半夏

（1）球形
类球形或破碎成不规则颗粒状。

（2）颜色
表面灰白色、淡黄白色、黄色或棕黄色。

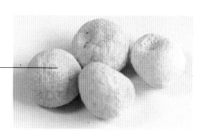

3. 姜半夏

（1）颜色

表面棕色至棕褐色。

（2）角质样

断面淡黄棕色，常具角质样光泽。

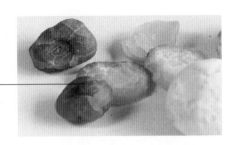

4. 清半夏

（1）形状

椭圆形，类圆形或不规则的片。

（2）断面

断面略呈粉性或角质样。

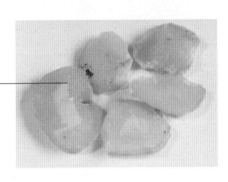

速记功效

性味归经： 辛、温；有毒。归脾、胃、肺经。

功效主治： 燥湿化痰，降逆止呕，消痞散结。用于湿痰寒痰，咳喘痰多，痰饮眩悸，风痰眩晕，痰厥头痛，呕吐反胃，胸脘痞闷，梅核气；外治痈肿痰核。

速记歌诀： 板虾早市画坛，批销借伞酱藕。

歌诀详解： 板虾——半夏；早市画坛——燥湿化痰；批销借伞酱藕——消痞散结，降逆止呕。

法半夏： 燥湿化痰。用于痰多咳喘，痰饮眩悸，风痰眩晕，痰厥头痛。

姜半夏：　温中化痰，降逆止呕。用于痰饮呕吐，胃脘痞满。

清半夏：　燥湿化痰。用于湿痰咳嗽，胃脘痞满，痰饮凝聚，咯吐不出。

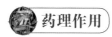 **药理作用**

半夏具有镇咳祛痰、平喘、抗胃溃疡、抗肿瘤、抗炎抗菌、抗氧化、抗衰老、抗癫痫、镇静、催吐和镇吐、抗生育、抗早孕、抗凝血、抗心律失常、降血脂等药理作用。此外，半夏还能抑制实验性硅沉着病的发展。

● 参考文献 ●

［1］左军，牟景光，胡晓阳.半夏化学成分及现代药理作用研究进展［J］.辽宁中医药大学学报，2019，21（09）：26-29.

［2］黄凤英，高健美，龚其海.半夏药理作用及其毒性研究进展［J］.天然产物研究与开发，2020，32（10）：1773-1781.

［3］王依明，王秋红.半夏的化学成分、药理作用及毒性研究进展［J］.中国药房，2020，31（21）：2676-2682.

半夏

B

北豆根（Beidougen）

MENISPERMI RHIZOMA

北豆根为防己科植物蝙蝠葛 *Menispermum dauricum* DC. 的干燥根茎。春、秋二季采挖，除去须根和泥沙，干燥。

巧识要点

（1）皮易剥落
表面多有弯曲的细根，外皮易剥落。

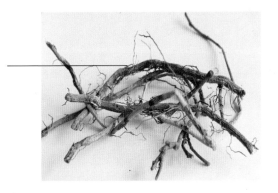

（2）皮薄
皮薄，木部淡黄色，呈放射状排列。

（3）车轮
断面中心有类白色的髓，像车轮。

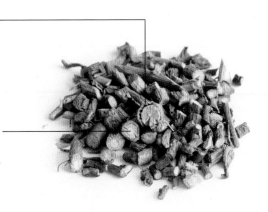

（4）气味
气微，味苦。

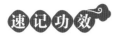

性味归经：苦，寒；有小毒。归肺、胃、大肠经。

功效主治：清热解毒，祛风止痛。用于咽喉肿痛，热毒泻痢，风湿痹痛。

速记歌诀：北豆根，清解风痛。

歌诀详解：清解——清热解毒；风痛——祛风止痛。

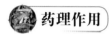

　　北豆根能保护心脑血管系统，对抗心律失常及心肌缺血，拮抗脑缺血与血小板聚集，具有降血压、抗血栓、抗肿瘤、抑菌、消炎止痛的作用，并对神经元的电压依赖性 Ca^{2+} 通道具有阻滞的作用，能抗抑郁、抗阿尔茨海默症。此外，北豆根提取物还具有一定的抗氧化和降低血脂的作用。

北豆根

B

• 参考文献 •

［1］尹锋.北豆根提取物抗肿瘤作用研究［D］.长春：吉林大学，2012.

［2］喻瑛瑛，邵佳，魏金霞，等.北豆根中生物碱类成分及其药理作用研究进展［J］.中药材，2019，42（10）：2453-2461.

北沙参（Beishashen）

GLEHNIAE RADIX

北沙参为伞形科植物珊瑚菜 *Glehnia littoralis* Fr. Schmidtex Miq. 的干燥根。夏、秋二季采挖，除去须根，洗净，稍晾，置沸水中烫后，除去外皮，干燥。或洗净直接干燥。

巧识要点

（1）根茎残基
顶端常留有黄棕色根茎残基。

（2）点状细根痕
全体有细纵皱纹和纵沟，并有棕黄色点状细根痕。

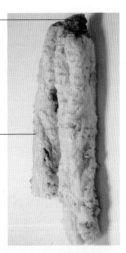

（3）断面
皮部浅黄白色，其内侧可见一深棕色环状纹理，木部黄色。

（4）气味
气特异，味微甘。

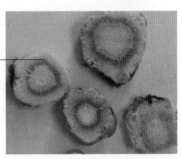

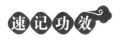

性味归经：甘、微苦，微寒。归肺、胃经。

功效主治：养阴清肺，益胃生津。用于肺热燥咳，劳嗽痰血，胃阴不足，热病津伤，咽干口渴。

速记歌诀：北山深井，养荫清废。

歌诀详解：北山——北沙参；深井——益胃生津；养荫清废——养阴清肺。

药理作用

　　北沙参具有保肝、抗炎、抗真菌、抗氧化、抗衰老、抗肿瘤、镇咳祛痰及抗肺纤维化等药理作用。北沙参可提高 T 淋巴细胞亚群和相应的淋巴细胞数量，增强细胞免疫功能与巨噬细胞的吞噬功能。此外，北沙参能抑制酪氨酸酶、抑制血栓素 A2 生成、促进海马 DG 细胞增殖、促进神经母细胞分化及促进神经元成熟。

● 参考文献 ●

［1］李建业，刘运周，张薇，等.北沙参对小鼠免疫功能的影响研究［J］.中国实验诊断学，2012，16（09）：1599-1601.

［2］刘伟，李中燕，田艳，等.北沙参的化学成分及药理作用研究进展［J］.国际药学研究杂志，2013，40（03）：291-294.

［3］王晓琴，苏柯萌.北沙参化学成分与药理活性研究进展［J］.中国现代中药，2020，22（03）：466-474.

北沙参 B

苍术（Cangzhu）

ATRACTYLODIS RHIZOMA

苍术为菊科植物茅苍术 *Atractylodes lancea*（Thunb.）DC. 或北苍术 *Atractylodes chinensis*（DC.）Koidz. 的干燥根茎。春、秋二季采挖，除去泥沙，晒干，撞去须根。

巧识要点

（1）形似连珠

不规则连珠状或结节状圆柱形，表面灰棕色。

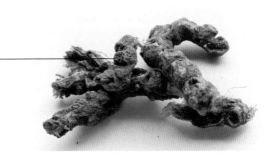

（2）朱砂点

断面黄白色或灰白色，散有多数橙黄色或棕红色油室。

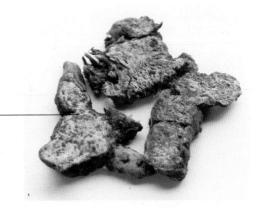

（3）气香

气香特异，味微甘、辛、苦。

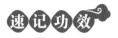

性味归经： 辛、苦，温。归脾、胃、肝经。

功效主治： 燥湿健脾，祛风散寒，明目。用于湿阻中焦，脘腹胀满，泄泻，水肿，脚气痿躄，风湿痹痛，风寒感冒，夜盲，眼目昏涩。

速记歌诀： 苍术造皮目风寒。

歌诀详解： 造皮——燥湿健脾；目——明目；风寒——祛风散寒。

药理作用

苍术具有抗胃溃疡、抗腹泻、调控胃肠运动、提高消化吸收功能、保肝利胆以及改善水液代谢等药理作用，还具有扩张血管、降低血压、抗心律失常、保护心肌细胞、抗凝血、调节血糖、抗高尿酸血症、抗佝偻病、抗骨质疏松症、抗炎、抗菌、消毒、镇痛、抗缺氧、抗肿瘤以及调节免疫等作用。此外，麸炒苍术在胃保护、调节胃肠推进运动、提高消化功能和保肝方面较生品苍术强。

苍术 C

• 参考文献 •

［1］李涵，金香环，赵百慧，等.北苍术的化学成分及药理活性的研究进展［J］.吉林农业，2019（03）：72-73.

［2］张明发，沈雅琴.苍术及其有效成分消化系统药理作用的研究进展［J］.药物评价研究，2017，40（03）：411-419.

［3］张明发，沈雅琴.中药苍术炮制前后药理作用的研究进展［J］.抗感染药学，2017，14（03）：481-485.

［4］张明发，沈雅琴.苍术及其有效成分对心血管和代谢系统药理作用的研究进展［J］.抗感染药学，2017，14（02）：244-249.

草乌（Caowu）

ACONITI KUSNEZOFFII RADIX

草乌为毛茛科植物北乌头 *Aconitum kusnezoffii* Reichb. 的干燥块根。秋季茎叶枯萎时采挖，除去须根和泥沙，干燥。草乌的炮制加工品为制草乌。

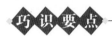
巧 识 要 点

1. 草乌

（1）乌鸦头
呈不规则长圆锥形，略弯曲。

（2）钉角
表面有数个瘤状侧根。

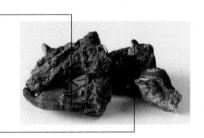

（3）形成层多角形
形成层环纹多角形或类圆形，成片状。

（4）气味
气微，味辛辣、麻舌。

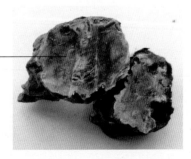

2. 制草乌

（1）形成层多角形
形成层环纹多角形或类圆形，成片状。

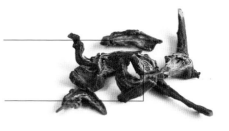

（2）中空
髓部较大或中空。

（3）气味
气微，味微辛辣，稍有麻舌感。

速记功效

性味归经：辛、苦，热；有大毒。归心、肝、肾、脾经。

功效主治：祛风除湿，温经止痛。用于风寒湿痹，关节疼痛，心腹冷痛，寒疝作痛及麻醉止痛。

速记歌诀：草乌祛风湿温经痛。

歌诀详解：祛风湿——祛风除湿；温经痛——温经止痛。

药理作用

草乌具有镇痛、抗炎、抵抗寒冷、改善血液循环、保护心肌、强心、抗休克、抗组胺、局部麻醉、抑制肿瘤、降血糖等药理作用。此外，草乌中的草乌棕榈酸可用作润滑油和乳化剂，亚油酸类对冠心病患者可起到食疗作用，高级脂肪酸及其衍生物具有润肠、致泻作用。

［1］凌珊，龚千锋.草乌的研究进展［J］.江西中医学院学报，2011，23（03）：90-94.

［2］李世杰.川乌与草乌的鉴别以及相关研究进展［J］.光明中医，2020，35（16）：2608-2610.

巧识本草　速记中药

C

柴胡（Chaihu）

BUPLEURI RADIX

柴胡为伞形科植物柴胡 *Bupleurum chinense* DC. 或狭叶柴胡 *Bupleurum scorzonerifolium* Willd. 的干燥根。按性状不同，分别习称"北柴胡"和"南柴胡"。春、秋二季采挖，除去茎叶和泥沙，干燥。

C

1. 北柴胡

（1）根头
膨大，顶端残留3~15个茎基或短纤维状叶基，下部分枝。

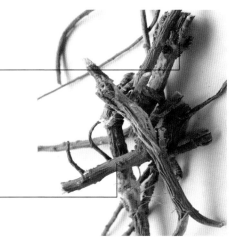

（2）表面
具纵皱纹、支根痕及皮孔。

（3）纤维性
质硬而韧，不易折断，断面显纤维性。

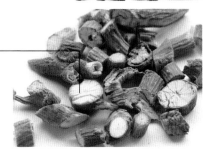

（4）气味
气微香，味微苦。

2.南柴胡

（1）不分枝

根顶端下部多不分枝或稍分枝。

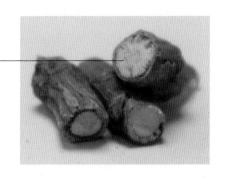

（2）不显纤维性

质稍软，易折断，断面略平坦，不显纤维性。

（3）败油气

具败油气。

速记功效

性味归经：辛、苦，微寒。归肝、胆、肺经。

功效主治：疏散退热，疏肝解郁，升举阳气。用于感冒发热，寒热往来，胸胁胀痛，月经不调，子宫脱垂，脱肛。

速记歌诀：柴火干热，升阳举陷。

歌诀详解：柴火——柴胡；干——疏肝解郁；热——退热；升阳举陷——升举阳气。

药理作用

柴胡具有解热抗炎、抗菌、抗病毒、抗消化道溃疡、保肝利胆、调节消化道运动、抗抑郁、抗肿瘤、抗过敏、抗氧化、镇静、镇痛、镇咳及降血压等药理作用。

参考文献

［1］张静艳，张晓杰.柴胡皂苷对抑郁模型大鼠海马乙酰胆碱代谢及组织形态学影响的实验研究［J］.齐齐哈尔医学院学报，2011，32（04）：506-508.

［2］林飞武，王自善，戎珍，等.柴胡的药理作用、化学成分及开发利用研究［J］.亚太传统医药，2020，16（10）：202-205.

柴
胡
C

赤芍（Chishao）

PAEONIAE RADIX RUBRA

赤芍为毛茛科植物芍药 *Paeonia lactiflora* Pall. 或川赤芍 *Paeonia veitchii* Lynch 的干燥根。春、秋二季采挖，除去根茎、须根及泥沙，晒干。

巧识要点

（1）糟皮
表面棕褐色，粗糙，有纵沟和皱纹。
（2）粉碴
断面粉白或粉红色。

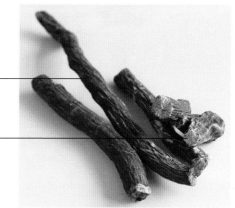

（3）放射状纹理
断面皮部窄，木部放射状纹理明显。
（4）气味
气微香，味微苦、酸涩。

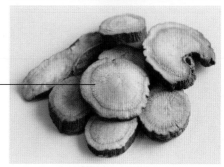

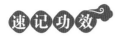
速记功效

性味归经： 苦，微寒。归肝经。

功效主治： 清热凉血，散瘀止痛。用于热入营血，温毒发斑，
吐血衄血，目赤肿痛，肝郁胁痛，经闭痛经，癥瘕
腹痛，跌仆损伤，痈肿疮疡。

速记歌诀：（吃少）凉鱼。

歌诀详解： 吃少——赤芍；凉——清热凉血；鱼——散瘀止痛。

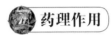
药理作用

　　赤芍具有保肝、抗肿瘤、保护心脏、抗血栓、抗氧化、抗
内毒素、抗抑郁等药理作用，能抑制血小板聚集及释放、对抗
动脉粥样硬化、舒张主动脉血管、松弛血管平滑肌。改善缺血
侧大脑血流供应，并对缺血再灌注大脑神经有保护作用。

赤
芍
C

• 参考文献 •

［1］苑婕，贺虹，张维金.基于随机森林算法的赤芍成分－靶点－心脑
　　血管疾病网络药理作用研究［J］.中国新药杂志，2019，28（11）：
　　1391–1396.

［2］金英善，陈曼丽，陶俊.芍药化学成分和药理作用研究进展［J］.中
　　国药理学与毒理学杂志，2013，27（04）：745–750.

重楼（Chonglou）

PARIDIS RHIZOMA

重楼为百合科植物云南重楼 *Paris polyphylla* Smith var. *yunnanensis*（Franch.）Hand. –Mazz. 或七叶一枝花 *Paris polyphylla* Smith var. *chinensis*（Franch.）Hara 的干燥根茎。秋季采挖，除去须根，洗净，晒干。

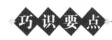

巧识要点

（1）结节状

结节状扁圆柱形，结节上具椭圆形凹陷茎痕。

（2）粗环纹

密具层状突起的粗环纹。

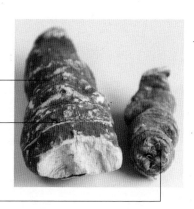

（3）有鳞叶

顶端具鳞叶和茎的残基。

（4）粉性

断面平坦，白色至浅棕色，粉性，可见散在的小点。

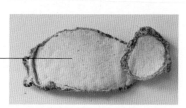

（5）气味

气微，味微苦、麻。

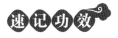速记功效

性味归经： 苦，微寒；有小毒。归肝经。

功效主治： 清热解毒，消肿止痛，凉肝定惊。用于疔疮痈肿，咽喉肿痛，蛇虫咬伤，跌仆伤痛，惊风抽搐。

速记歌诀： 重楼清解，效忠志同，两赶定金。

歌诀详解： 清解——清热解毒；效忠志同——消肿止痛；两赶定金——凉肝定惊。

药理作用

重楼具有抗肿瘤、抗炎镇痛、抑菌、抗寄生虫、抗骨质疏松、抗氧化、保肝护肾、保护心血管、止血以及免疫调节等药理作用。

重楼

Ⓒ

● 参考文献 ●

[1] 刘帅，李沙沙，张登禄.重楼皂苷Ⅶ药理作用及作用机制的研究进展[J].现代中药研究与实践，2020，34（05）：82-86.

[2] 肖女，盖丽，罗斌，等.重楼药理作用研究进展[J].世界最新医学信息文摘，2016，16（67）：50-51.

[3] 卢伟，车雄军，杨光义，等.中药重楼药理活性研究进展[J].中国药师，2017，20（05）：896-899.

[4] 陈美红，梁梦园，闻晓东，等.重楼地上部分化学成分和药理作用研究进展[J].中国野生植物资源，2018，37（01）：44-50.

[5] 张秋萍，毕慧欣，谢琳.重楼的药理作用及其临床应用研究进展[J].医学综述，2018，24（20）：4113-4117.

川贝母（Chuanbeimu）

FRITILLARIAE CIRRHOSAE BULBUS

川贝母为百合科植物川贝母 *Fritillaria cirrhosa* D. Don、暗紫贝母 *Fritillaria unibracteata* Hsiao et K. C. Hsia、甘肃贝母 *Fritillaria przewalskii* Maxim.、梭砂贝母 *Fritillaria delavayi* Franch.、太白贝母 *Fritillaria taipaiensis* P. Y. Li 或瓦布贝母 *Fritillaria unibracteata* Hsiao et K. C. Hsiavar. *wabuensis*（S. Y. Tang et S. C. Yue）Z. D. Liu，S. Wang et S. C. Chen 的干燥鳞茎。按性状不同分别习称"松贝""青贝""炉贝""栽培品"。夏、秋二季或积雪融化后采挖，除去须根、粗皮及泥沙，晒干或低温干燥。

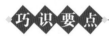

巧识要点

1. 松贝

（1）近球形

近球形，类白色。

（2）怀中抱月

鳞叶2瓣，大小悬殊，大瓣紧抱小瓣，未抱部分呈新月形。

（3）观音坐莲

底部平，微凹入，平放能端正稳坐。

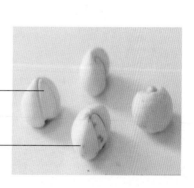

（4）粉性

断面白色，富粉性。

（5）气味

气微，味微苦。

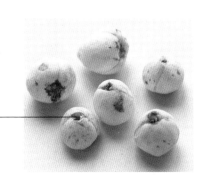

2.青贝

开口子

外层鳞叶 2 瓣，大小相近，相对抱合，顶部开裂。

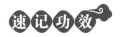

性味归经：苦、甘，微寒。归肺、心经。

功效主治：清热润肺，化痰止咳，散结消痈。用于肺热燥咳，干咳少痰，阴虚劳嗽，痰中带血，瘰疬，乳痈，肺痈。

速记歌诀：川贝化咳又清润，笑拥三姐。

歌诀详解：笑拥三姐——消痈散结。

药理作用

川贝母具有镇咳祛痰、平喘、抗肿瘤、抗菌、消炎、扩张血管、降血压及增强心肌收缩力等药理作用。

● 参考文献 ●

[1] 张志勇，杨洁，齐泽民.川贝母的研究进展 [J].江苏农业科学，2017，45（24）：9-13.

[2] 颜晓燕，彭成.川贝母药理作用研究进展 [J].中国药房，2011，22（31）：2963-2965.

川牛膝（Chuanniuxi）

CYATHULAE RADIX

川牛膝为苋科植物川牛膝 *Cyathula officinalis* Kuan 的干燥根。秋、冬二季采挖，除去芦头、须根及泥沙，烘或晒至半干，堆放回润，再烘干或晒干。

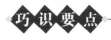

巧识要点

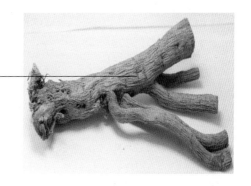

（1）皮孔

表面有多数横长的皮孔样突起，具纵皱纹。

（2）多轮同心环

断面有黄色点状维管束排列成数轮同心环。

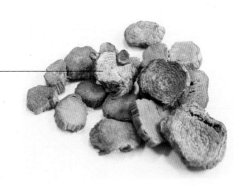

（3）气味

气微，味甜。

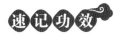

性味归经：甘、微苦，平。归肝、肾经。

功效主治：逐瘀通经，通利关节，利尿通淋。用于经闭癥瘕，胞衣不下，跌仆损伤，风湿痹痛，足痿筋挛，尿血血淋。

速记歌诀：三通川牛膝。

歌诀详解：一通——通经——逐瘀通经；二通——通利——通利关节；三通——通淋——利尿通淋。

药理作用

　　川牛膝具有调节心血管系统、改善血液流变学、调节免疫系统、抗病毒、抗肿瘤、抗炎及抗氧化等药理作用。

• 参考文献 •

［1］罗懿钒，欧阳文，唐代凤，等.牛膝中皂苷和甾酮类物质基础及药理活性研究进展［J］.中国现代中药，2020，22（12）：2122-2136.

川乌（Chuanwu）

ACONITI RADIX

川乌为毛茛科植物乌头 *Aconitum carmichaelii* Debx. 的干燥母根。6 月下旬至 8 月上旬采挖，除去子根、须根及泥沙，晒干。川乌的炮制加工品为制川乌。

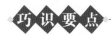

巧识要点

1. 川乌

（1）乌鸦头
呈不规则的圆锥形，稍弯曲，中部多向一侧膨大，形状像乌鸦的头。

（2）瘤状
表面棕褐色或灰棕色，皱缩，有小瘤状侧根。

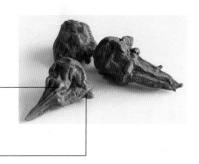

（3）形成层多角形
断面类白色或浅灰黄色，形成层环纹呈多角形。

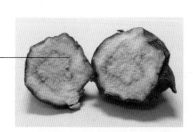

（4）气味
气微，味辛辣、麻舌，有大毒。

2.制川乌

（1）形状

不规则或长三角形的片。

（2）环纹细线状

形成层环纹呈多角形，细线状。

（3）气味

气微，微有麻舌感。

速记功效

性味归经：辛、苦，热；有大毒。归心、肝、肾、脾经。

功效主治：祛风除湿，温经止痛。用于风寒湿痹，关节疼痛，心腹冷痛，寒疝作痛及麻醉止痛。

速记歌诀：川乌祛风湿温经痛。

歌诀详解：祛风湿——祛风除湿；温经痛——温经止痛。

药理作用

川乌具有镇痛、抗炎、调节免疫、降血糖、抗肿瘤、影响中枢神经系统、表面麻醉、强心、降血压、扩血管、抑菌、抗抑郁、抗氧化等药理作用。川乌中的次乌头碱在心血管方面具有双重疗效，一方面可以保护心肌细胞，另一方面又可引发心律失常。

• 参考文献 •

［1］张金玲，毛绒，杜光.川乌生物碱类成分及药理作用研究进展［J］.医药导报，2019，38（08）：1048-1051.

［2］李世杰.川乌与草乌的鉴别以及相关研究进展［J］.光明中医，2020，35（16）：2608-2610.

川芎（Chuanxiong）

CHUANXIONG RHIZOMA

川芎为伞形科植物川芎 *Ligusticum chuanxiong* Hort. 的干燥根茎。夏季当茎上的节盘显著突出，并略带紫色时采挖，除去泥沙，晒后烘干，再去须根。

巧识要点

（1）拳形团块
不规则结节状拳形团块。

（2）瘤状突起
表面有多数平行隆起的轮节。

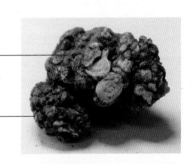

（3）油室
断面散有黄棕色的油室，形成层环呈波状。

（4）蝴蝶片
川芎饮片的别称，加工纵切成为饮片后，形状类似蝴蝶。

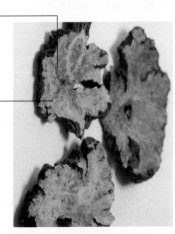

（5）气味
气浓香，味苦、辛，稍有麻舌感，微回甜。

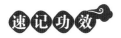

性味归经： 辛，温。归肝、胆、心包经。

功效主治： 活血行气，祛风止痛。用于胸痹心痛，胸胁刺痛，跌仆肿痛，月经不调，经闭痛经，癥瘕腹痛，头痛，风湿痹痛。

速记歌诀： 川芎各种痛，活血又行气。

歌诀详解： 各种痛——祛风止痛，治疗头、心、胸、妇科、外科各种痛证；活血又行气——活血行气。

药理作用

　　川芎具有抗心肌缺血、抗脑缺血、抗凝血、抗动脉粥样硬化、扩张血管、降低血压、改善心功能、抗肿瘤、抗炎、抗菌、抗抑郁、抗氧化、抗放射损伤、镇静、镇痛、保护肾功能、抑制子宫收缩及保护缺氧细胞等药理作用。

川芎 C

● 参考文献 ●

［1］张晓娟，张燕丽，左冬冬.川芎的化学成分和药理作用研究进展［J］.中医药信息，2020，37（06）：128–133.

［2］俞茹云，于旭红，林莉莉.川芎提取物对缺氧神经小胶质细胞的保护作用［J］.中国临床药理学杂志，2018，34（16）：1967–1970.

［3］贾彩霞，陈建新，高阔，等.川芎治疗心力衰竭的网络药理学研究［J］.世界中医药，2020，15（8）：1093–1097.

大黄（Dahuang）

RHEI RADIX ET RHIZOMA

大黄为蓼科植物掌叶大黄 *Rheum palmatum* L.、唐古特大黄 *Rheum tanguticum* Maxim. ex Balf. 或药用大黄 *Rheum officinale* Baill. 的干燥根和根茎。秋末茎叶枯萎或次春发芽前采挖，除去细根，刮去外皮，切瓣或段，绳穿成串干燥或直接干燥。

巧识要点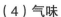

（1）形状多样

有类圆柱形、圆锥形、卵圆形或不规则块状，有的呈马蹄形。

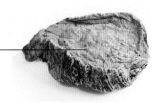

（2）有粗皱纹

外皮棕褐色，具粗皱纹。

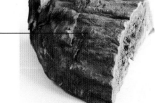

（3）星点

根茎髓部宽广，有星芒状的小点环列或散在。

（4）气味

气清香，味苦而微涩，嚼之粘牙，有沙粒感。

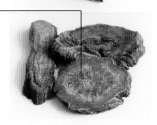

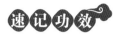速记功效

性味归经： 苦，寒。归脾、胃、大肠、肝、心包经。

功效主治： 泻下攻积，清热泻火，凉血解毒，逐瘀通经，利湿退黄。用于实热积滞便秘，血热吐衄，目赤咽肿，痈肿疔疮，肠痈腹痛，瘀血经闭，产后瘀阻，跌打损伤，湿热痢疾，黄疸尿赤，淋证，水肿；外治烧烫伤。

酒大黄： 善清上焦血分热毒，用于目赤咽肿、齿龈肿痛。

熟大黄： 泻下力缓、泻火解毒，用于火毒疮疡。

大黄炭： 凉血化瘀止血，用于血热有瘀出血症。

速记歌诀： 将军五面旗，泻火毒黄瘀。

歌诀详解： 将军——大黄；五面旗——五方面功效；泻火——泻下攻积，清热泻火；毒黄瘀——凉血解毒，利湿退黄，逐瘀通经。

大黄

D

药理作用

　　大黄具有解热、抗菌、抗病毒、抗炎、保肝利胆、抗胃及十二指肠溃疡、降脂、保护心脑血管、止血、改善血流变性与微循环、增加局部血流供应、扩容血管、改善肾功能、利尿、调节免疫、抗肿瘤等药理作用。大黄结合性蒽醌衍生物具有泻下作用，而大黄所含鞣质及没食子酸有止泻作用。

· 参考文献 ·

［1］金丽霞，金丽军，栾仲秋，等.大黄的化学成分和药理研究进展［J］.中医药信息，2020，37（01）：121-126.

［2］王玉，杨雪，夏鹏飞，等.大黄化学成分、药理作用研究进展及质量标志物的预测分析［J］.中草药，2019，50（19）：4821-4837.

丹参（Danshen）

SALVIAE MILTIORRHIZAE RADIX ET RHIZOMA

丹参为唇形科植物丹参 *Salvia miltiorrhiza* Bge. 的干燥根和根茎。春、秋二季采挖，除去泥沙，干燥。

巧识要点

（1）茎残基
根茎短粗，顶端有时残留茎基。

（2）表面红色
棕红色或暗棕红色，粗糙，具纵皱纹。

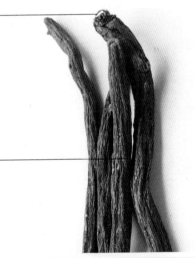

（3）皮红
皮部棕红色。

（4）中心颜色浅
导管束黄白色，呈放射状排列。

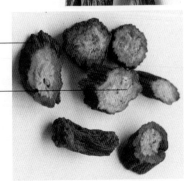

（5）气味
气微，味微苦涩。

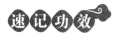

性味归经： 苦，微寒。归心、肝经。

功效主治： 活血祛瘀，通经止痛，清心除烦，凉血消痈。用于胸痹心痛，脘腹胁痛，癥瘕积聚，热痹疼痛，心烦不眠，月经不调，痛经经闭，疮疡肿痛。

速记歌诀： 担心活鱼清新，两用精通。

歌诀详解： 担心——丹参；活鱼——活血祛瘀；清新——清心除烦；两用——凉血消痈；精通—— 通经止痛。

药理作用

　　丹参的地上部分对糖尿病引起的多脏器损伤有保护作用，尤其是对肠道屏障、肠动力、肠道菌群有明显的改善作用。丹参能预防心肌细胞凋亡、扩张冠状动脉、抗凝血、抗血小板聚集、抗动脉粥样硬化、降血压、改善心脏功能、保护心血管等。此外，还具有抗炎、抗菌、抗肿瘤、抗氧化、调节免疫、抗纤维化、抗溃疡、改善脑损伤、改善微循环、促进组织修复与再生、平喘、保护肝肾以及保护中枢神经系统等药理作用。

丹参 D

· 参考文献 ·

［1］万新焕，王瑜亮，周长征，等.丹参化学成分及其药理作用研究进展［J］.中草药，2020，51（03）：788-798.

［2］王云龙，房岐，郑超.丹参化学成分、药理作用及质量控制研究进展［J］.中国药业，2020，29（15）：6-10.

［3］杨帆，戚莹雪，张永清.丹参地上部分化学成分与药理作用研究进展［J］.中成药，2020，42（06）：1558-1564.

当归（Danggui）

ANGELICAE SINENSIS RADIX

当归为伞形科植物当归 *Angelica sinensis*（Oliv.）Diels 的干燥根。秋末采挖，除去须根和泥沙，待水分稍蒸发后，捆成小把，上棚，用烟火慢慢熏干。

巧识要点

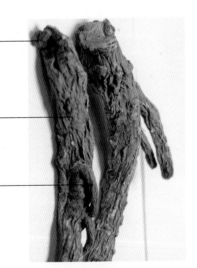

（1）归头
指根头，具数个明显突出的根茎痕。

（2）归身
指主根，表面凹凸不平。

（3）归尾
指支根，上粗下细，多扭曲。

（4）分泌腔
皮部有裂隙和多数棕色点状分泌腔。

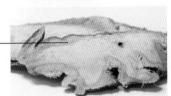

（5）气味
有浓郁的香气，味甘、辛、微苦。

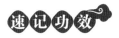速记功效

性味归经：甘、辛，温。归肝、心、脾经。

功效主治：补血活血，调经止痛，润肠通便。用于血虚萎黄，
　　　　　眩晕心悸，月经不调，经闭痛经，虚寒腹痛，风湿
　　　　　痹痛，跌仆损伤，痈疽疮疡，肠燥便秘。酒当归活
　　　　　血通经。用于经闭痛经，风湿痹痛，跌仆损伤。

速记歌诀：当归活补，调通润肠。

歌诀详解：当归活补——当归，补血活血；调通润肠——调经
　　　　　止痛，润肠通便。

药理作用

　　当归具有抗肿瘤、抗辐射、抗组织损伤、保肝利胆、降低
门脉压、保护神经系统、抗抑郁、抗炎、平喘、增强特异性和
非特异性免疫、双向调节子宫平滑肌、促进造血、抗氧化及抗
衰老等药理作用，在心血管系统方面具有防止血栓形成、调节
血脂、抗动脉硬化、抗心肌缺血、抗心律失常及扩张血管等药
理作用。

当归
D

• 参考文献 •

［1］宫文霞，周玉枝，李肖，等．当归抗抑郁化学成分及药理作用研究进
　　展［J］．中草药，2016，47（21）：3905–3911.
［2］赵静，夏晓培．当归的化学成分及药理作用研究现状［J］．临床合理
　　用药杂志，2020，13（06）：172–174.

党参（Dangshen）

CODONOPSIS RADIX

党参为桔梗科植物党参 *Codonopsis pilosula*（Franch.）Nannf.、素花党参 *Codonopsis pilosula* Nannf. var. *modesta*（Nannf.）L. T. Shen 或川党参 *Codonopsis tangshen* Oliv. 的干燥根。秋季采挖，洗净，晒干。

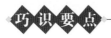

巧 识 要 点

（1）狮子盘头
根头部有多数疣状突起的茎痕及芽，每个茎痕顶端呈凹下的圆点状，形如狮子头。

（2）环状横纹
根头下有致密的环状横纹。

（3）黑褐色胶状物
支根断落处常有黑褐色胶状物。

（4）菊花心

断面的放射状纹理，
形如开放的菊花。

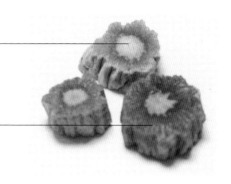

（5）皮松肉紧

断面皮部疏松，而木
部较为结实。

（6）气味

有特殊香气，味微甜。

性味归经：甘，平。归脾、肺经。

功效主治：健脾益肺，养血生津。用于脾肺气虚，食少倦怠，
咳嗽虚喘，气血不足，面色萎黄，心悸气短，津伤
口渴，内热消渴。

速记歌诀：审学精，医脾肺。

歌诀详解：审——党参；学精——养血生津；医脾肺——健脾
益肺。

药理作用

党参对多个系统均有显著药理作用。对神经系统，党参具
有镇静、催眠、抗惊厥的作用，党参提取物能够保护神经细胞、
提高学习记忆能力及减轻阿尔茨海默症等症状；对运动系统，
党参具有耐缺氧、抗疲劳的作用；对内分泌系统，党参提取物

能够调节血糖血脂、改善胰岛素抵抗、抑制醛糖还原酶活性、延缓糖尿病的进展；对免疫系统，党参提取物能够调节机体免疫平衡；对消化系统，党参提取物能够治疗胃溃疡、修复胃黏膜屏障、促进肠道推动、提高机体消化能力及改善便秘；对循环系统，党参提取物具有治疗心力衰竭、调节红细胞生长发育、增强造血功能、抑制血小板聚集的作用。此外，党参还具有抗菌、抗炎、抗肿瘤、抗氧化以及调节性激素分泌的作用。

参考文献

[1] 谢琦，程雪梅，胡芳弟，等.党参化学成分、药理作用及质量控制研究进展［J］.上海中医药杂志，2020，54（08）：94-104.

[2] 朱天碧，张钏，罗飘，等.党参药理学作用的相关研究进展［J］.神经药理学报，2018，8（06）：46.

[3] 王涵，林红强，谭静，等.党参药理作用及临床应用研究进展［J］.世界最新医学信息文摘，2019，19（07）：21-22，24.

地黄（Dihuang）

REHMANNIAE RADIX

地黄为玄参科植物地黄 *Rehmannia glutinosa* Libosch. 的新鲜或干燥块根。秋季采挖，除去芦头、须根及泥沙，鲜用；或将地黄缓缓烘焙至约八成干。前者习称"鲜地黄"，后者习称"生地黄"。

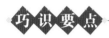 巧识要点

生地黄

（1）中间膨大
呈不规则的团块状或长圆形，中间膨大，两端稍细。

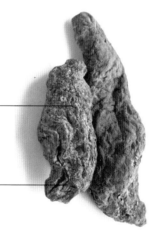

（2）皱缩
表面棕黑色或棕灰色，极皱缩，具不规则的横曲纹。

（3）黑亮
断面棕黑色或乌黑色，有光泽，不易折断，具黏性。

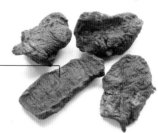

（4）气味
气微，味微甜。

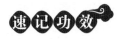 速记功效

鲜地黄

性味归经： 甘、苦，寒。归心、肝、肾经。

功效主治： 清热生津，凉血，止血。用于热病伤阴，舌绛烦渴，温毒发斑，吐血，衄血，咽喉肿痛。

速记歌诀： 先皇请先生晾旨。

歌诀详解： 先皇——鲜地黄；请先生——清热生津；晾旨——凉血、止血。

生地黄

性味归经： 甘，寒。归心、肝、肾经。

功效主治： 清热凉血，养阴生津。用于热入营血，温毒发斑，吐血衄血，热病伤阴，舌绛烦渴，津伤便秘，阴虚发热，骨蒸劳热，内热消渴。

速记歌诀： 生地黄清凉养生。

歌诀详解： 清凉——清热凉血；养生——养阴生津。

药理作用

　　地黄对造血功能有显著的促进作用，能够促进动物红细胞和血红蛋白的恢复，加快骨髓造血细胞的增殖和分化。地黄还具有免疫增强作用，能够增强体液免疫、细胞免疫和非特异性免疫。此外，地黄还具有抗氧化、抗肿瘤、调节血糖血脂、止血、保护胃黏膜、改善学习记忆能力、抗疲劳、缓解阿尔茨海默症、镇静以及促肾上腺皮质功能等药理作用。

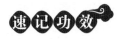

巧识本草　速记中药

Ⓓ

▪ 参考文献 ▪

［1］王志江，魏国栋，马思缇.地黄多糖的化学和药理作用研究进展
［J］.中国实验方剂学杂志，2015，21（16）：231-235.

［2］付国辉，杜鑫.地黄化学成分及药理作用研究进展［J］.中国医药科
学，2015，5（15）：39-41.

［3］郭阿莉.不同炮制方法对地黄化学成分及药理作用的影响［J］.中国
民间疗法，2019，27（04）：86-88，108.

［4］彭也，张钊.地黄饮的神经保护药理作用研究进展［C］.中国药理学
会补益药药理专业委员会：中国药理学会.第九届中国药理学会补益
药药理专业委员会学术研讨会论文集，2019：46.

地黄

D

地榆（Diyu）

SANGUISORBAE RADIX

地榆为蔷薇科植物地榆 *Sanguisorba officinalis* L. 或长叶地榆 *Sanguisorba officinalis* L. var. *longifolia*（Bert.）Yü et Li 的干燥根。后者习称"绵地榆"。春季将发芽时或秋季植株枯萎后采挖，除去须根，洗净，干燥，或趁鲜切片，干燥。

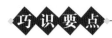

巧 识 要 点

（1）皮黑粗糙
表面灰褐色至暗棕色，粗糙，有纵纹。

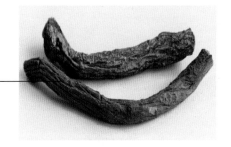

（2）放射状
断面粉红色或淡黄色，木部略呈放射状排列。

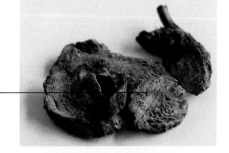

（3）气味
气微，味微苦涩。

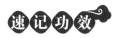

性味归经：苦、酸、涩，微寒。归肝、大肠经。

功效主治：凉血止血，解毒敛疮。用于便血，痔血，血痢，崩漏，水火烫伤，痈肿疮毒。

速记歌诀：抵御毒疮，凉血止血。

歌诀详解：抵御——地榆；毒疮——敛疮、解毒。

药理作用

地榆具有抗炎、抗菌、止血、抗氧化、抗肿瘤、抗过敏、促进造血、抑制 α-葡萄糖苷酶活性等药理作用。

------- 参考文献 -------

[1]高小平，吴建明，邹文俊，等.地榆促造血作用的有效部位筛选[J].中国天然药物，2006（02）：137-140.

[2]赵元.地榆多糖的分离纯化及其对 α-葡萄糖苷酶活性的抑制作用[D].济南：山东大学，2006.

[3]叶招浇，阎澜，李洪娇，等.中药地榆的药理作用及临床应用研究进展[J].药学服务与研究，2015，15（01）：47-50.

地榆
D

独活（Duhuo）

ANGELICAE PUBESCENTIS RADIX

独活为伞形科植物重齿毛当归 *Angelica pubescens* Maxim. f. *biserrata* Shan et Yuan 的干燥根。春初苗刚发芽或秋末茎叶枯萎时采挖，除去须根和泥沙，烘至半干，堆置 2~3 天，发软后再烘至全干。

巧识要点

（1）根头膨大
膨大，圆锥状，多横皱纹。

（2）皮孔突起
表面灰褐色或棕褐色，具纵皱纹，有横长皮孔样突起。

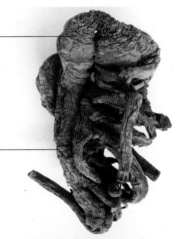

（3）断面
皮部灰白色，有多数散在的棕色油室，木部灰黄色至黄棕色，形成层环棕色。

（4）气味
有特异香气，味苦、辛、微麻舌。

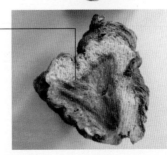

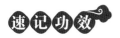

性味归经： 辛、苦，微温。归肾、膀胱经。

功效主治： 祛风除湿，通痹止痛。用于风寒湿痹，腰膝疼痛，少阴伏风头痛，风寒夹湿头痛。

速记歌诀： 独自生活，风湿痹痛。

歌诀详解： 独自生活——独活；风湿——祛风除湿；痹痛——通痹止痛。

药理作用

　　独活具有抗炎、抗菌、降压、抗心律失常、抗血栓、改善脑血管血流速度、抗溃疡、抗肿瘤、抗老年痴呆、抗氧化、镇痛、镇静及保肝等药理作用，对心血管系统和骨性相关疾病有保护作用。

独活
D

● 参考文献 ●

［1］周璐丽，曾建国.独活化学成分及药理活性研究进展［J］.中国现代中药，2019，21（12）：1739–1748.

［2］周刚，马宝花.中药独活的研究进展［J］.中国当代医药，2012，19（16）：15–16.

［3］姚丽，冯红玄，霍红，等.独活活性成分蛇床子素的药理学研究进展［J］.中华中医药学刊，2012，30（10）：2221–2225.

莪术（Ezhu）

CURCUMAE RHIZOMA

莪术为姜科植物蓬莪术 *Curcuma phaeocaulis* Val.、广西莪术 *Curcuma kwangsiensis* S. G. Lee et C. F. Liang 或温郁金 *Curcuma wenyujin* Y. H. Chen et C. Ling 的干燥根茎。后者习称"温莪术"。冬季茎叶枯萎后采挖，洗净，蒸或煮至透心，晒干或低温干燥后除去须根和杂质。

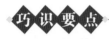
巧识要点

（1）环节或牙痕
外表皮灰黄色或灰棕色，有时可见环节，两侧各有一列圆形微凹陷的须根痕。

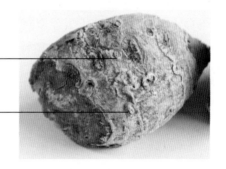

（2）环纹明显
断面黄绿色、黄棕色或棕褐色，内皮层环纹明显，散在"筋脉"小点。

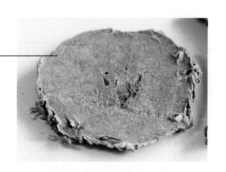

（3）气味
微香，味微苦而辛。

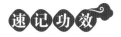

性味归经： 辛、苦，温。归肝、脾经。

功效主治： 行气破血，消积止痛。用于癥瘕痞块，瘀血经闭，胸痹心痛，食积胀痛。

速记歌诀： 鹅猪泼雪兴起，小鸡趾痛。

歌诀详解： 鹅猪——莪术；泼雪兴起——破血行气；小鸡趾痛——消积止痛。

药理作用

莪术具有抗肿瘤、抗血小板聚集、抗血栓、调血脂、抗动脉粥样硬化、扩张血管、降血糖、改善脑部血液循环、抗组织纤维化、抗炎镇痛、抗菌抗病毒、抗氧化、抗银屑病等药理作用。

莪
术
E

• 参考文献 •

［1］钟锋，顾健，张亮亮，等.莪术药理作用的现代研究进展［J］.中国民族民间医药，2010，19（13）：67-68.

［2］陈晓军，韦洁，苏华，等.莪术药理作用的研究新进展［J］.药学研究，2018，37（11）：664-668，682.

防风（Fangfeng）

SAPOSHNIKOVIAE RADIX

防风为伞形科植物防风 *Saposhnikovia divaricata*（Turcz.）Schischk. 的干燥根。春、秋二季采挖未抽花茎植株的根，除去须根和泥沙，晒干。

巧识要点

（1）扫帚头
根头顶部的棕色或棕褐色毛状残存叶基，形如扫帚。

（2）蚯蚓头
根头部有明显密集的环纹。

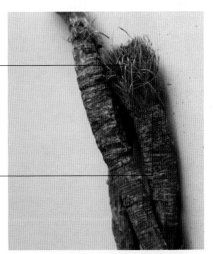

（3）菊花心
横切面的纹理呈放射状，如同开放的菊花。

（4）特异香气
气特异，味微甜。

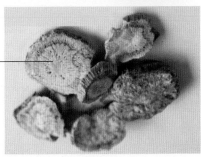

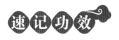

性味归经： 辛、甘，微温。归膀胱、肝、脾经。

功效主治： 祛风解表，胜湿止痛，止痉。用于感冒头痛，风湿痹痛，风疹瘙痒，破伤风。

速记歌诀： 防风止痉痛，风表湿不来。

歌诀详解： 止痉痛——止痛、止痉；风表湿——祛风、解表、胜湿。

药理作用

　　防风具有解热、抑菌、抗病毒、抗炎、镇痛镇静、抗惊厥、抗过敏、调节免疫功能等药理作用，还具有抗凝血、抗肿瘤、抗缺氧、抗氧化及抑制平滑肌等药理作用。

防
风
F

· 参考文献 ·

［1］吴贤波，金沈锐，李世明，等.防风醇提物对肥大细胞PAR-2及相关细胞因子的影响［J］.中国实验方剂学杂志，2016，22（5）：123-126.

［2］辛国，李鑫，黄晓巍.防风化学成分及药理作用［J］.吉林中医药，2018，38（11）：1323-1325.

防己 (Fangji)

STEPHANIAE TETRANDRAE RADIX

防己为防己科植物粉防己 *Stephania tetrandra* S. Moore 的干燥根。秋季采挖,洗净,除去粗皮,晒至半干,切段,个大者再纵切,干燥。

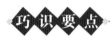巧识要点

（1）形似猪大肠

表面弯曲处常有深陷横沟,外形似猪大肠。

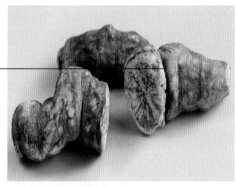

（2）车轮纹

断面富粉性,有排列较稀疏的放射状纹理,似木制的车轮。

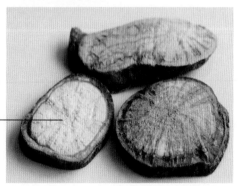

（3）气味

气微,味苦。

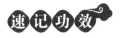速记功效

性味归经：苦，寒。归膀胱、肺经。

功效主治：祛风止痛，利水消肿。用于风湿痹痛，水肿脚气，小便不利，湿疹疮毒。

速记歌诀：防己利消蜂桶。

歌诀详解：利消——利水消肿；蜂桶——祛风止痛。

药理作用

　　粉防己碱对细胞免疫和体液免疫均有抑制作用，能抗过敏、抗炎、抗病原微生物，具有保护心肌、抗心律失常、扩张冠状动脉、增加冠脉流量、降压等药理作用。此外，还能镇痛、抗肿瘤、抗肝纤维化以及防治硅沉着病。

防己
F

·参考文献·

[1] 王蓉，马腾茂，刘飞，等.防己的药理作用及临床应用研究进展[J].中国中药杂志，2017，42（04）：634-639.

粉萆薢（Fenbixie）

DIOSCOREAE HYPOGLAUCAE RHIZOMA

粉萆薢为薯蓣科植物粉背薯蓣 *Dioscorea hypoglauca* Palibin 的干燥根茎。秋、冬二季采挖，除去须根，洗净，切片，晒干。

巧识要点

（1）薄片

不规则的薄片。

（2）近外皮处显淡黄色

切面黄白色或淡灰棕色，新断面近外皮处显淡黄色。

（3）小点散在

断面维管束呈小点状散在。

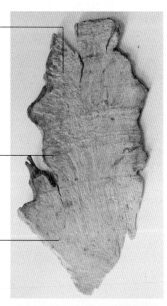

（4）手摸光滑

质松，略有弹性，易折断，手摸光滑，但湿后手摸很涩。

（5）气味

气微，味辛、微苦。

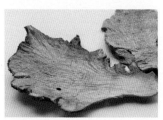

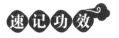速记功效

性味归经：苦，平。归肾、胃经。

功效主治：利湿去浊，祛风除痹。用于膏淋，白浊，白带过多，风湿痹痛，关节不利，腰膝疼痛。

速记歌诀：粉萆薢试着封笔。

歌诀详解：试着——利湿去浊；封笔——祛风除痹。

药理作用

　　粉萆薢具有广谱抗菌、降压、抗炎镇痛、抗肿瘤等药理作用。

———————— ▪ 参考文献 ▪ ————————

［1］吴晶，王亮，曹永兵，等.《中药大辞典》记载的抗真菌中药体外药效再评价［J］.中国真菌学杂志，2016，11（06）：348-353.

［2］常征.粉萆薢与绵萆薢的鉴别使用［J］.首都医药，2011，18（14）：40-41.

附子（Fuzi）

ACONITI LATERALIS RADIX PRAEPARATA

附子为毛茛科植物乌头 *Aconitum carmichaelii* Debx. 的子根的加工品。6 月下旬至 8 月上旬采挖，除去母根、须根及泥沙，习称"泥附子"，加工成下列规格。

（1）选择个大、均匀的泥附子，洗净，浸入胆巴的水溶液中过夜，再加食盐，继续浸泡，每日取出晒晾，并逐渐延长晒晾时间，直至附子表面出现大量结晶盐粒（盐霜）、体质变硬为止，习称"盐附子"。

（2）取泥附子，按大小分别洗净，浸入胆巴的水溶液中数日，连同浸液煮至透心，捞出，水漂，纵切成厚约 0.5cm的片，再用水浸漂，用调色液使附片染成浓茶色，取出，蒸至出现油面、光泽后，烘至半干，再晒干或继续烘干，习称"黑顺片"。

（3）选择大小均匀的泥附子，洗净，浸入胆巴的水溶液中数日，连同浸液煮至透心，捞出，剥去外皮，纵切成厚约 0.3cm 的片，用水浸漂，取出，蒸透，晒干，习称"白附片"。

1.生附子

（1）形状

呈圆锥形。

（2）钉角

顶端有凹陷的芽痕，周围有瘤状突起的支根钉角或支根痕。

（3）毒性

有大毒。

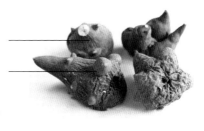

2.黑顺片

（1）形状

为纵切片，上宽下窄。

（2）角质样

切面具纵向导管束，断面角质样。

（3）气味

气微，味淡。

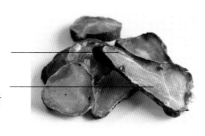

3.白附片

半透明状

无外皮，黄白色，半透明。

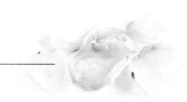

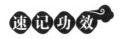

性味归经： 辛、甘，大热；有毒。归心、肾、脾经。

功效主治： 回阳救逆，补火助阳，散寒止痛。用于亡阳虚脱，肢冷脉微，心阳不足，胸痹心痛，虚寒吐泻，脘腹冷痛，肾阳虚衰，阳痿宫冷，阴寒水肿，阳虚外感，寒湿痹痛。

速记歌诀： 父子（回家）养羊，三童捕获祖羊。

歌诀详解： 父子——附子；养羊——回阳救逆；三童——散寒止痛；捕获祖羊——补火助阳。

药理作用

附子具有强心、扩张血管、调节血压、对抗缓慢型心律失常、抗缺氧及心肌缺血、抗休克等心血管保护作用。此外，附子还具有抗寒冷、抗炎、抗肿瘤、抗衰老、镇痛、镇静、局部麻醉、调节消化系统功能、调节神经－内分泌功能及调节免疫功能等药理作用。

• 参考文献 •

［1］袁雯.附子的药理研究［J］.中医临床研究，2018，10（04）：145-147.

干姜（Ganjiang）

ZINGIBERIS RHIZOMA

干姜为姜科植物姜 *Zingiber officinale* Rosc. 的干燥根茎。冬季采挖，除去须根和泥沙，晒干或低温干燥。趁鲜切片晒干或低温干燥者称为"干姜片"。

巧识要点

（1）指状分枝
呈扁平块状，具指状分枝。

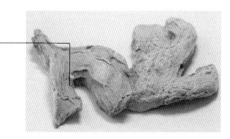

（2）表面特征
表面灰黄色或浅灰棕色，粗糙，具纵皱纹和明显的环节。

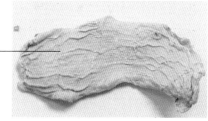

（3）纤维明显
断面黄白色或灰白色，粉性或颗粒性，可见较多的纵向纤维。

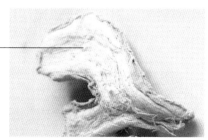

（4）姜气姜味
气香特异，味辛辣。

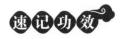速记功效

性味归经：辛，热。归脾、胃、肾、心、肺经。

功效主治：温中散寒，回阳通脉，温肺化饮。用于脘腹冷痛，呕吐泄泻，肢冷脉微，寒饮喘咳。

速记歌诀：干将温中通阳化饮。

歌诀详解：干将——干姜；温中——温中散寒；通阳——回阳通脉；化饮——温肺化饮。

药理作用

　　干姜对消化系统具有显著的药理活性，主要表现为促进消化、抗溃疡、镇吐止呕、止泻等作用。此外，干姜还具有解热、镇静、镇痛抗炎、强心、抗缺氧、扩血管、抗血栓以及抗病原微生物等药理作用。

━━━━━━ ◆ 参考文献 ◆ ━━━━━━

［1］亓雪，张颖颖．干姜的化学、药理研究进展［J］．山东化工，2018，
　　47（14）：41-42.

甘草（Gancao）

GLYCYRRHIZAE RADIX ET RHIZOMA

甘草为豆科植物甘草 *Glycyrrhiza uralensis* Fisch.、胀果甘草 *Glycyrrhiza inflata* Bat. 或光果甘草 *Glycyrrhiza glabra* L. 的干燥根和根茎。春、秋二季采挖，除去须根，晒干。

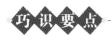

巧识要点

1.甘草
表面特征

红棕色或灰棕色，具显著的纵皱纹、沟纹、皮孔及稀疏的细根痕。

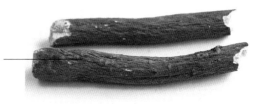

2.胀果甘草
表面特征

多灰棕色或灰褐色。质坚硬，木质纤维多，粉性小。

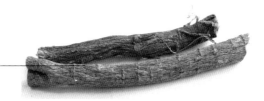

3.光果甘草
表面特征

外皮不粗糙，多灰棕色，皮孔细而不明显。

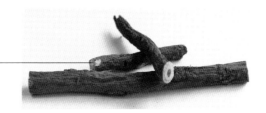

4. 饮片

（1）颜色
表面红棕色或灰棕色。

（2）菊花心
断面形成层环明显，射线放射状，形似开放的菊花。

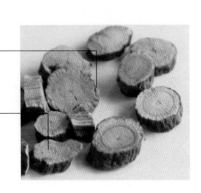

（3）味甜
气微，味甜而特殊。

速记功效

性味归经：甘，平。归心、肺、脾、胃经。

功效主治：补脾益气，清热解毒，祛痰止咳，缓急止痛，调和诸药。用于脾胃虚弱，倦怠乏力，心悸气短，咳嗽痰多，脘腹、四肢挛急疼痛，痈肿疮毒，缓解药物毒性、烈性。

速记歌诀：甘草补气解毒，祛咳调和缓痛。

歌诀详解：补气——补脾益气；解毒——清热解毒；祛咳——祛痰止咳；调和——调和诸药；缓痛——缓急止痛。

药理作用

　　甘草具有解毒、止咳祛痰、抗炎、双向免疫调节、抗病原微生物、抗心律失常、抗氧化、抗肿瘤及肾上腺皮质激素样作用等药理作用。在消化系统方面，具有抗溃疡、缓解胃肠平滑肌痉挛及保肝、抗肝纤维化等作用。

参考文献

[1] Liang B，Guo XL，Jin J，et al.Glycyrrhizic acid inhibits apoptosis and fibrosis in carbon-tetrachloride-induced rat liver injury [J].World J Gastroenterol，2015，21（17）：5271-5280.

[2] 李冀，李想，曹明明，等.甘草药理作用及药对配伍比例研究进展 [J].上海中医药杂志，2019，53（07）：83-87.

甘草

G

甘松（Gansong）

NARDOSTACHYOS RADIX ET RHIZOMA

甘松为败酱科植物甘松 *Nardostachys jatamansi* DC. 的干燥根及根茎。春、秋二季采挖，除去泥沙和杂质，晒干或阴干。

巧识要点

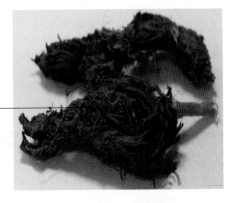

（1）膜质片状
　　根茎短小，上端有茎、叶残基，呈狭长的膜质片状或纤维状。

（2）粗糙
　　断面粗糙，皮部深棕色，常成裂片状，木部黄白色。

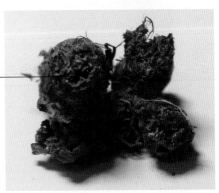

（3）气味
　　气特异，味苦而辛，有清凉感。

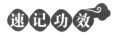

性味归经: 辛、甘,温。归脾、胃经。

功效主治: 理气止痛,开郁醒脾;外用祛湿消肿。用于脘腹胀满,食欲不振,呕吐;外用治牙痛,脚气肿毒。

速记歌诀: 甘松七筒始终去鱼皮。

歌诀详解: 七筒——理气止痛;始终——祛湿消肿;鱼皮——开郁醒脾。

药理作用

甘松对神经系统具有抗癫痫、抗惊厥、抗焦虑、抗抑郁、促神经生长、改善认知能力等作用,对消化系统具有舒展平滑肌、促进胃肠运动及抑制胃溃疡等药理作用。此外,还具有抗疟、抑菌、抗炎、抗心律失常、降血压、改善血糖代谢、抗氧化等作用。

甘
松
Ⓖ

• 参考文献 •

[1] 南笑珂,张鲁,罗琳,等.中药甘松化学成分与药理作用的研究进展 [J].中国现代中药,2018,20(10):1312-1318.

[2] 鲁玉梅,袁玲,张昊东,等.甘松性味归经与功效文献研究 [J].山西中医,2020,36(11):54-55.

[3] 李艳忙,乔晶,赵静,等.中药甘松的现代研究进展 [C].中华中医药学会.中华中医药学会中药化学分会第九届学术年会论文集(第一册),2014:141-145.

甘遂（Gansui）

KANSUI RADIX

甘遂为大戟科植物甘遂 *Euphorbia kansui* T. N. Liou ex T. P. Wang 的干燥块根。春季开花前或秋末茎叶枯萎后采挖，撞去外皮，晒干。

巧识要点

（1）连珠状
表面类白色或黄白色，呈连珠形。

（2）有斑块
表面凹陷处有棕色外皮残留。

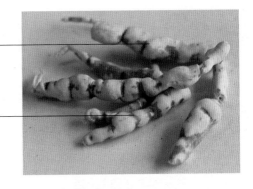

（3）粉性
断面粉性，白色，木部微显放射状纹理。

（4）气味
气微，味微甘而辣。

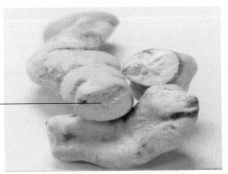

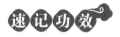速记功效

性味归经：苦，寒；有毒。归肺、肾、大肠经。

功效主治：泻水逐饮，消肿散结。用于水肿胀满，胸腹积水，痰饮积聚，气逆咳喘，二便不利，风痰癫痫，痈肿疮毒。

速记歌诀：饮泔水，肿结净。

歌诀详解：饮——水饮，泻水逐饮；泔水——甘遂；肿结净——消肿散结。

药理作用

甘遂具有泻下、利尿、抗生育、抗肿瘤、抗病毒、抗氧化、杀虫等药理作用，对细胞分裂与免疫系统均有抑制作用。

————————— • 参考文献 • —————————

［1］申俊丽，董鑫，孙宏新.甘遂的临床运用［J］.中医研究，2019，32（07）：62-65.

［2］赵雪艳，蔡霞，胡正海.甘遂生物学、化学成分和药理作用研究进展［J］.中草药，2014，45（20）：3029-3033.

甘遂 G

高良姜（Gaoliangjiang）

ALPINIAE OFFICINARUM RHIZOMA

高良姜为姜科植物高良姜 *Alpinia officinarum* Hance 的干燥根茎。夏末秋初采挖，除去须根和残留的鳞片，洗净，切段，晒干。

巧识要点

（1）波状环节
棕红色至暗褐色，有细密的纵皱纹和灰棕色的波状环节。

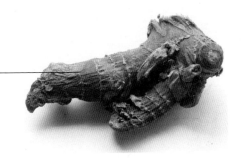

（2）纤维性
断面灰棕色或红棕色，纤维性。

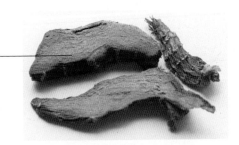

（3）气味似姜
气香，味辛辣。

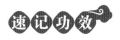速记功效

性味归经： 辛，热。归脾、胃经。

功效主治： 温胃止呕，散寒止痛。用于脘腹冷痛，胃寒呕吐，
嗳气吞酸。

速记歌诀： 良姜偶闻，散寒止痛。

歌诀详解： 良姜——高良姜；偶闻——温胃止呕。

药理作用

　　高良姜可调节线粒体钠泵和钙泵，从而缓解缺血性脑损伤。
此外，高良姜还具有预防阿尔茨海默症、抗氧化、抗肿瘤、抗
菌、镇痛、抗溃疡、抗过敏、保肝以及治疗白癜风的作用。

● 参考文献 ●

［1］熊远果，沈瑶，张洪.高良姜药理活性研究新进展［J］.中南药学，
　　2017，15（10）：1418-1421.

高良姜

G

藁本（Gaoben）

LIGUSTICI RHIZOMA ET RADIX

藁本为伞形科植物藁本 *Ligusticum sinense* Oliv. 或辽藁本 *Ligusticum jeholense* Nakai et Kitag. 的干燥根茎和根。秋季茎叶枯萎或次春出苗时采挖，除去泥沙，晒干或烘干。

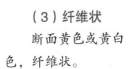

（1）圆形茎基
上侧残留数个凹陷的圆形茎基。

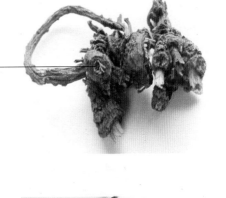

（2）粗糙
表面粗糙，有纵皱纹。

（3）纤维状
断面黄色或黄白色，纤维状。

（4）气味
气浓香，味辛、苦、微麻。

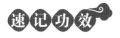

性味归经：辛，温。归膀胱经。

功效主治：祛风，散寒，除湿，止痛。用于风寒感冒，巅顶疼痛，风湿痹痛。

速记歌诀：搞本湿纸扇风。

歌诀详解：搞本——藁本；湿纸——除湿，止痛；扇风——散寒，祛风。

药理作用

藁本在循环系统方面具有改善脑微循环、抗心脑缺氧、抗血栓及扩张血管等药理作用，在消化系统方面具有利胆、抗溃疡及抑制肠平滑肌运动的作用，此外，还具有抗菌消炎、解热镇痛、抑制中枢等作用。

藁本 G

● 参考文献 ●

［1］张明发，沈雅琴.藁本的药理与归经探讨［J］.上海医药，2006（09）：415-418.

［2］左爱华，王莉，肖红斌.藁本内酯药理学和药代动力学研究进展［J］.中国中药杂志，2012，37（22）：3350-3353.

［3］郁洁雯，曲培艺，徐瑶，等.藁本挥发油对白色念珠菌病原生物膜的影响分析［J］.广东化工，2020，47（17）：255-256，258.

葛根（Gegen）

PUERARIAE LOBATAE RADIX

葛根为豆科植物野葛 *Pueraria lobata*（Willd.）Ohwi 的干燥根。习称野葛。秋、冬二季采挖，趁鲜切成厚片或小块；干燥。

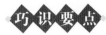

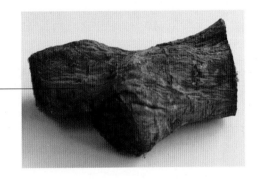

（1）外皮
淡棕色至棕色，粗糙，有纵皱纹。

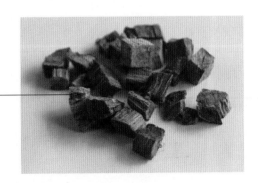

（2）纤维性强
质韧，纤维性强。

附：粉葛（Fenge）

PUERARIAE THOMSONII RADIX

　　粉葛为豆科植物甘葛藤 *Pueraria thomsonii* Benth. 的干燥根。秋、冬二季采挖，除去外皮，稍干，截段或再纵切两半或斜切成厚片，干燥。

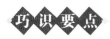

（1）颜色浅
黄白色或淡棕色，未去外皮的呈灰棕色。

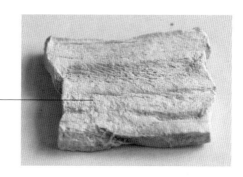

（2）富粉性
粉性强。

（3）气味
气微，味微甜。

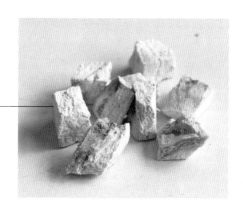

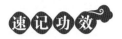

性味归经： 甘、辛，凉。归脾、胃经。

功效主治： 解肌退热，生津止渴，透疹，升阳止泻，通经活络，解酒毒。用于外感发热头痛，项背强痛，口渴，消渴，麻疹不透，热痢，泄泻，眩晕头痛，中风偏瘫，胸痹心痛，酒毒伤中。

速记歌诀： 根生要禁酒，通经解肌疹。

歌诀详解： 根——葛根；生——升阳止泻；禁——生津止渴；酒——解酒毒；通经——通经活络；解肌——解肌退热；疹——透疹。

药理作用

葛根具有降血压、扩血管、抗心肌缺血、抗心律失常、抗血栓等药理作用，还具有解热、降血糖、降血脂、抗氧化、抗骨质疏松、促进记忆、增强免疫力、促进癌细胞凋亡及收缩和舒张内脏平滑肌的作用。

• 参考文献 •

［1］王乐峰，周华，刘鲁昱.葛根素对多发性骨髓瘤细胞增殖和凋亡的影响［J］.郑州大学学报（医学版），2018，53（06）：824-827.

［2］李凯，秦荣，邵佳乐，等.葛根素对废用性骨质疏松大鼠模型的防治作用及机制研究［J］.中国中药杂志，2019，44（03）：535-540.

［3］李智颖，范红艳.葛根素药理作用的研究进展［J］.吉林医药学院学报，2020，41（05）：375-377.

狗脊（Gouji）

CIBOTII RHIZOMA

狗脊为蚌壳蕨科植物金毛狗脊 *Cibotium barometz*（L.）J. Sm. 的干燥根茎。秋、冬二季采挖，除去泥沙，干燥；或去硬根、叶柄及金黄色绒毛，切厚片，干燥，为"生狗脊片"；蒸后晒至六七成干，切厚片，干燥，为"熟狗脊片"。

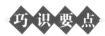 巧识要点

（1）金毛
表面残留金黄色绒毛。

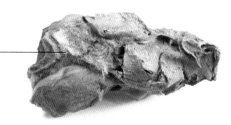

（2）环纹
切面近边缘有1条棕黄色隆起的环纹或条纹。

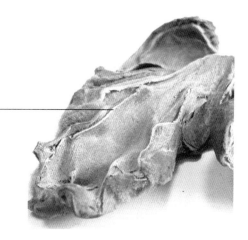

（3）气味
无臭，味淡、微涩。

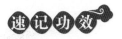

性味归经：苦、甘，温。归肝、肾经。

功效主治：祛风湿，补肝肾，强腰膝。用于风湿痹痛，腰膝酸软，下肢无力。

速记歌诀：狗急骑疯狮，不敢审妖犀。

歌诀详解：狗急——狗脊；骑疯狮——祛风湿；不敢审妖犀——补肝肾，强腰膝。

药理作用

　　狗脊具有抗炎镇痛、抗骨质疏松、保护脑神经、抗体表溃疡、抑制血小板聚集、抗氧化等药理作用，可用于对抗类风湿关节炎等疾病。狗脊绒毛有较好的止血作用。

────────── ❖ 参考文献 ❖ ──────────

[1] 徐钢，鞠成国，于海涛，等.中药狗脊炮制研究进展［J］.中国实验方剂学杂志，2012，18（05）：238-242.

骨碎补（Gusuibu）

DRYNARIAE RHIZOMA

骨碎补为水龙骨科植物槲蕨 *Drynaria fortunei*（Kunze）
J. Sm. 的干燥根茎。全年均可采挖，除去泥沙，干燥，或再燎
去茸毛（鳞片）。

巧识要点

1. 骨碎补

（1）扁平

药材呈扁平长条
状，弯曲。

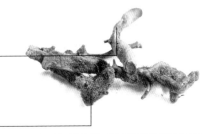

（2）鳞片

表面密被深棕色至
暗棕色的小鳞片，柔软
如毛。

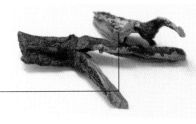

（3）筋脉纹

断面黄色点状维管
束排列成环。

（4）气味

气微，味淡、微涩。

2. 烫骨碎补

膨大

表面无毛，膨大鼓
起，体轻，质脆。

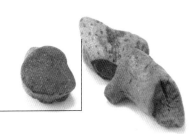

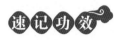

性味归经：苦，温。归肝、肾经。

功效主治：疗伤止痛，补肾强骨；外用消风祛斑。用于跌仆闪挫，筋骨折伤，肾虚腰痛，筋骨痿软，耳鸣耳聋，牙齿松动；外治斑秃，白癜风。

速记歌诀：骨碎疗伤痛，补肾强腰固，外用能消斑。

歌诀详解：骨碎——骨碎补；疗伤痛——疗伤止痛；补肾强腰固——补肾强骨；外用能消斑——外用消风祛斑。

药理作用

　　骨碎补能有效防止失重性骨丢失，具有较好的植物雌激素样作用，能防止由雌激素分泌缺少导致的骨质疏松；能促进成骨细胞增殖，明显提高胫骨牵张成骨区成骨质量；能改善关节炎、调节免疫。水煎醇沉液能预防血清胆固醇、甘油三酯升高，并防止主动脉粥样硬化斑块形成。骨碎补总黄酮具有神经保护作用，对损伤的 PC12 细胞有明显的保护作用；具有较好的抗氧化能力，可作为一种天然的抗氧化剂使用。此外，骨碎补双氢黄酮苷具有明显的镇静、镇痛作用。

· 参考文献 ·

［1］关丽，黄兴雨.骨碎补总黄酮研究进展［J］.化学工师，2020，34（10）：48-50.

［2］SONG S，Gao Z，LEI X，et al.Total Flavonoids of Drynariae Rhizoma Prevent Bone Loss Induced by Hindlimb Unloading in Rats［J］.

巧识本草·速记中药 G

Molecules，2017，22（7）：1033.

［3］宋双红 . 骨碎补黄酮对实验性骨质疏松的防治效应及作用机制研究
［D］. 西安：西北工业大学，2017.

［4］郭松 . 骨碎补有效部位对 Notch 通路下成骨细胞增殖及胫骨牵张成骨
效能影响［J］. 四川中医，2019，37（11）：53-57.

骨
碎
补

G

何首乌（Heshouwu）

POLYGONI MULTIFLORI RADIX

何首乌为蓼科植物何首乌 *Polygonum multiflorum* Thunb. 的干燥块根。秋、冬二季叶枯萎时采挖，削去两端，洗净，个大的切成块，干燥。何首乌的炮制加工品为制何首乌。

巧识要点

1. 何首乌

（1）纺锤形

呈团块状或不规则纺锤形。

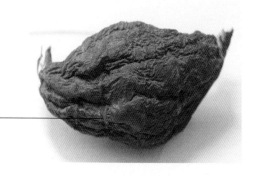

（2）横长皮孔

红棕色或红褐色，皱缩不平，有浅沟，有横长皮孔样突起。

（3）云锦花纹

皮部有 4~11 个类圆形异型维管束环列，形成云锦状花纹。

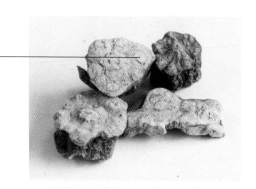

（4）气味

气微，味微苦而甘涩。

2.制何首乌

（1）形状

不规则皱缩状的块片。

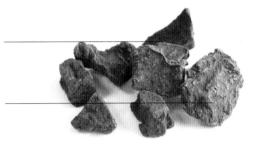

（2）表面特征

黑褐色或棕褐色，质坚硬，断面角质样。

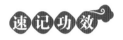

何首乌

性味归经： 苦、甘、涩，微温。归肝、心、肾经。

功效主治： 解毒，消痈，截疟，润肠通便。用于疮痈，瘰疬，风疹瘙痒，久疟体虚，肠燥便秘。

速记歌诀： 贺寿戒赌孽，（儿）孝勇唱通。

歌诀详解： 贺寿——何首乌；戒赌孽——解毒，截疟；（儿）孝勇——消痈；唱通——润肠通便。

制何首乌

性味归经： 苦、甘、涩，微温。归肝、心、肾经。

功效主治： 补肝肾，益精血，乌须发，强筋骨，化浊降脂。用于血虚萎黄，眩晕耳鸣，须发早白，腰膝酸软，肢体麻木，崩漏带下，高脂血症。

速记歌诀： 制首乌，肝肾精血筋骨补，首乌血脂无。

歌诀详解： 肝肾筋骨精血补——补肝肾，益精血，强筋骨；首乌——乌须发；血脂无——化浊降脂。

药理作用

何首乌具有抗氧化、延缓衰老、保护神经、提高记忆力、降低血脂、抗动脉粥样硬化、改善心血管功能、促进骨髓造血功能、补充微量元素、保护和预防骨质疏松、抗癌及抗诱变、保肝、润肠通便等药理作用，能调节内分泌系统，有类似肾上腺皮质功能的作用。此外，何首乌还具有抗菌、抗病毒、乌发、防脱发等作用。制首乌具有提高机体细胞免疫与体液免疫的功能。

· 参考文献 ·

［1］任红微，魏静，高秀梅，等.何首乌及其主要化学成分药理作用及机制研究进展［J］.药物评价研究，2018，41（07）：1357-1362.

［2］王浩，杨健，周良云，等.何首乌化学成分与药理作用研究进展［J］.中国实验方剂学杂志，2019，25（13）：192-205.

红大戟（Hongdaji）

KNOXIAE RADIX

红大戟为茜草科植物红大戟 *Knoxia valerianoides* Thorel et Pitard 的干燥块根。秋、冬二季采挖，除去须根，洗净，置沸水中略烫，干燥。

巧识要点

（1）茎痕
药材上端常有细小的茎痕。

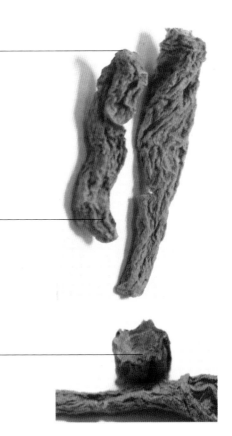

（2）纵皱纹
红褐色或红棕色，粗糙，有扭曲的纵皱纹。

（3）断面
皮部红褐色，木部棕黄色，水湿润后有黏滑感。

（4）气味
气微，味甘、微辛。

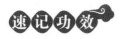

性味归经： 苦，寒；有小毒。归肺、脾、肾经。

功效主治： 泻水逐饮，消肿散结。用于水肿胀满，胸腹积水，痰饮积聚，气逆咳喘，二便不利，痈肿疮毒，瘰疬痰核。

速记歌诀： 红大戟三姐煮水。

歌诀详解： 三姐——消肿散结；煮水——泻水逐饮。

药理作用

红大戟具有利尿的作用，对金黄色葡萄球菌及绿脓杆菌有抑制作用。

· 参考文献 ·

［1］陆善旦，王建.红大戟十年走势分析及预测［J］.中国现代中药，2008，10（8）：38–40.

［2］秦海宏，贾琳钰，高阳.红大戟提取物对结核杆菌的抑制作用观察［J］.山东医药，2013，53（10）：77–78.

巧识本草　速记中药
H

红景天（Hongjingtian）

RHODIOLAE CRENULATAE RADIX ET RHIZOMA

红景天为景天科植物大花红景天 *Rhodiola crenulata*（Hook. f. et Thoms.）H. Ohba 的干燥根和根茎。秋季花茎凋枯后采挖，除去粗皮，洗净，晒干。

巧识要点

（1）有褶皱
表面棕色或褐色，粗糙有褶皱。

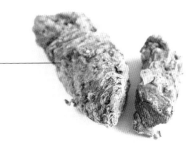

（2）有花纹
剥开外表皮有一层膜质黄色表皮且具粉红色花纹。

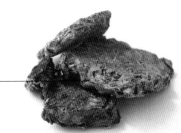

（3）环纹明显
断面粉红色至紫红色，有一环纹。

（4）气味
气芳香，味微苦涩、后甜。

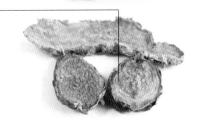

红景天

H

109

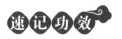速记功效

性味归经： 甘、苦，平。归肺、心经。

功效主治： 益气活血，通脉平喘。用于气虚血瘀，胸痹心痛，中风偏瘫，倦怠气喘。

速记歌诀： 红鲸一起学卖船。

歌诀详解： 红鲸——红景天；一起学——益气活血；卖船——通脉平喘。

药理作用

    红景天对心血管系统和神经系统具有显著的药理作用。对于心血管系统，红景天具有抗心肌缺血再灌注损伤、改善急性心肌梗死、提高心肌活性等作用；对于神经系统，红景天具有抗阿尔茨海默症、抗帕金森病、抗抑郁、抵抗缺血导致的颅脑损伤等作用。此外，红景天还具有抗疲劳、抗氧化、抗炎、抗胰岛素抵抗、缓解糖尿病并发症以及保护肺脏等药理作用。

• 参考文献 •

［1］王小博，侯娅，王文祥，等.藏药红景天的药理作用及其机制研究进展［J］.中国药房，2019，30（06）：851-856.
［2］孙许涛，柳颖，姜德友，等.红景天药理作用研究进展［J］.中医药学报，2017，45（06）：119-122.

巧识本草 速记中药 Ⓗ

胡黄连（Huhuanglian）

PICRORHIZAE RHIZOMA

胡黄连为玄参科植物胡黄连 *Picrorhiza scrophulariiflora* Pennell 的干燥根茎。秋季采挖，除去须根和泥沙，晒干。

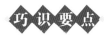

（1）叶柄残基

上端密被暗棕色鳞片状的叶柄残基。

（2）环节较密

表面粗糙，有较密的环状节，具稍隆起的芽痕或根痕。

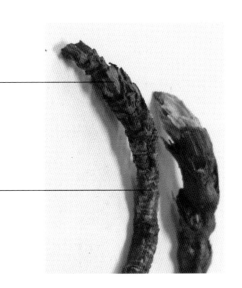

（3）八哥眼

断面木部的维管束群，由 4~10 个类白色点状维管束排列成环，酷似鸟类"八哥"的眼睛。

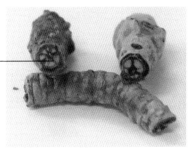

（4）气味

气微，味极苦。

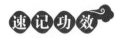

性味归经： 苦，寒。归肝、胃、大肠经。

功效主治： 退虚热，除疳热，清湿热。用于骨蒸潮热，小儿疳热，湿热泻痢，黄疸尿赤，痔疮肿痛。

速记歌诀： 胡黄连祛三热。

歌诀详解： 一热——虚热；二热——疳热；三热——湿热。

药理作用

胡黄连具有抗氧化、抗炎等药理作用，对肝脏、肾脏、心血管系统等有保护作用。此外，胡黄连还具有骨保护、抗肿瘤、调节血糖血脂以及调节免疫的作用。

· 参考文献 ·

[1] 王亚萍，孟庆娜，陈晓草，等.胡黄连有效成分的提取及药理作用的研究进展［J］.延安大学学报（医学科学版），2017，15（02）：70-73.

[2] 金诚，吴飞，郑晓，等.胡黄连的化学成分和质量分析及药理作用研究进展［J］.中国新药杂志，2019，28（03）：292-302.

虎杖（Huzhang）

POLYGONI CUSPIDATI RHIZOMA ET RADIX

虎杖为蓼科植物虎杖 *Polygonum cuspidatum* Sieb. et Zucc. 的干燥根茎和根。春、秋二季采挖，除去须根，洗净，趁鲜切短段或厚片，晒干。

巧识要点

（1）纵皱纹
外皮棕褐色，有纵皱纹。

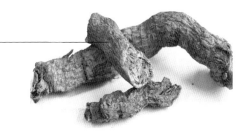

（2）皮薄
皮部较薄，易脱落，木部棕黄色。

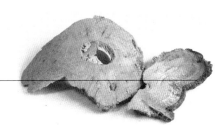

（3）空洞状
根茎髓部有片状隔或呈空洞状。

（4）气味
气微，味微苦、涩。

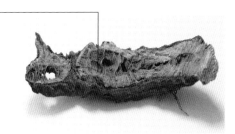

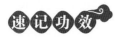**速记功效**

性味归经：微苦，微寒。归肝、胆、肺经。

功效主治：利湿退黄，清热解毒，散瘀止痛，止咳化痰。用于湿热黄疸，淋浊，带下，风湿痹痛，痈肿疮毒，水火烫伤，经闭，癥瘕，跌打损伤，肺热咳嗽。

速记歌诀：虎杖，退黄解毒，止痛止咳。

歌诀详解：退黄——利湿退黄；解毒——清热解毒；止痛——散瘀止痛；止咳——止咳化痰。

药理作用

　　虎杖有泻下、止咳祛痰、降压、止血、镇痛、抗炎、调血脂、抗血栓、抗氧化等药理作用。此外，还具有保护神经、改善学习和记忆功能的作用。

------• 参考文献 •------

［1］时圣明，潘明佳，王文倩，等.虎杖的化学成分及药理作用研究进展［J］.药物评价研究，2016，39（2）：317-321.

［2］李佩佩，郝钰，杨磊.虎杖苷通过激活 TrkA 抑制芬太尼诱导的海马神经元细胞凋亡［J］.天然产物研究与开发，2021，33（04）：630-637.

黄精（Huangjing）

POLYGONATI RHIZOMA

黄精为百合科植物滇黄精 *Polygonatum kingianum* Coll.et Hemsl.、黄精 *Polygonatum sibiricum* Red. 或多花黄精 *Polygonatum cyrtonema* Hua 的干燥根茎。按形状不同，习称"大黄精""鸡头黄精""姜形黄精"。春、秋二季采挖，除去须根，洗净，置沸水中略烫或蒸至透心，干燥。取净黄精，照酒炖法或酒蒸法炖透或蒸透，稍晾，切厚片，干燥，称为"酒黄精"。

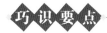
巧识要点

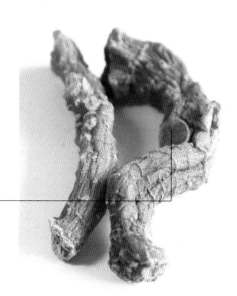

1. 鸡头黄精

（1）鸡头

结节状弯柱形，结节略呈圆锥形，常有分枝，似鸡头。

（2）圆盘状茎痕

具环节，圆盘状的茎痕。

2. 姜形黄精

（1）姜形

长条结节块状，常数个块状结节相连，形似姜形。

（2）圆盘状茎痕

结节上侧有突出的圆盘状茎痕。

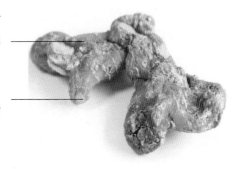

3. 饮片

（1）冰糖碴

断面角质，淡黄色至黄棕色。

（2）味甜

味甜，嚼之有黏性。

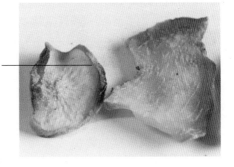

4. 酒制黄精

（1）厚片

呈不规则的厚片。

（2）有筋脉小点

表面棕褐色至黑色，有光泽，中心棕色至浅褐色，可见筋脉小点。

（3）质软

质较柔软。

（4）气味

味甜，微有酒香气。

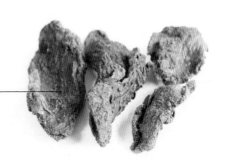

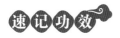速记功效

性味归经： 甘，平。归脾、肺、肾经。

功效主治： 补气养阴，健脾，润肺，益肾。用于脾胃气虚，体倦乏力，胃阴不足，口干食少，肺虚燥咳，劳嗽咳血，精血不足，腰膝酸软，须发早白，内热消渴。

速记歌诀： 黄金补齐剑坯，一声养鹰润飞。

歌诀详解： 黄金——黄精；补齐剑坯——补气健脾；一声养鹰润飞——益肾养阴润肺。

药理作用

　　黄精具有显著的免疫调节作用，对神经系统也有显著的药理活性，主要体现在具有抑制神经细胞和多巴胺神经元凋亡、改善记忆力和痴呆、抗抑郁等作用。此外，还具有保护心肌细胞、降血糖、调节血脂、保护肝肾、抗肿瘤、抗病原微生物、抗炎、改善骨质疏松、改善贫血以及治疗男性不育症等药理作用。

黄精 H

· 参考文献 ·

[1] 赵文莉，赵晔，Yiider Tseng. 黄精药理作用研究进展 [J].中草药，2018，49（18）：4439-4445.

黄连（Huanglian）

COPTIDIS RHIZOMA

黄连为毛茛科植物黄连 *Coptis chinensis* Franch.、三角叶黄连 *Coptis deltoidea* C. Y. Cheng et Hsiao 或云连 *Coptis teeta* Wall. 的干燥根茎。以上三种分别习称"味连""雅连""云连"。秋季采挖，除去须根和泥沙，干燥，撞去残留须根。

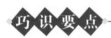

1. 味连

（1）鸡爪状

多分枝，集聚成簇，形如鸡爪。

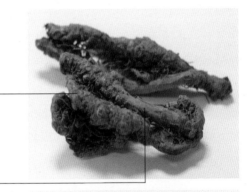

（2）有过桥

表面粗糙，有须根及须根痕，灰黄色或黄褐色，有的节间表面平滑如茎秆。

2. 雅连

单枝

多单枝，节间有较长"过桥"。

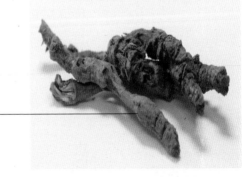

3. 云连
单枝钩状

多单枝，多弯曲
呈现"钩状"。

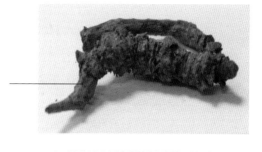

4. 饮片
（1）色黄

皮部橙红色或暗
棕色，木部鲜黄色或
橙黄色，呈放射状排
列，髓部有的中空。

（2）味苦

气微，味极苦。

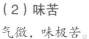

性味归经： 苦，寒。归心、脾、胃、肝、胆、大肠经。

功效主治： 清热燥湿，泻火解毒。用于湿热痞满，呕吐吞酸，
泻痢，黄疸，高热神昏，心火亢盛，心烦不寐，心
悸不宁，血热吐衄，目赤，牙痛，消渴，痈肿疔疮；
外治湿疹，湿疮，耳道流脓。

酒黄连： 善清上焦火热。用于目赤，口疮。

姜黄连： 清胃和胃止呕。用于寒热互结，湿热中阻，痞满
呕吐。

萸黄连： 舒肝和胃止呕。用于肝胃不和，呕吐吞酸。

黄
连

Ⓗ

速记歌诀：黄连苦寒清湿热，泻火解毒心中清。

歌诀详解：苦寒——性味苦寒；清湿热——清热燥湿；泻火解毒心中清——泻心经及中焦热。

药理作用

　　黄连具有抗病原微生物、抗细菌毒素、抗腹泻、解热抗炎、提高免疫、抗脑缺血、抗心律失常、降压、强心、抗血小板聚集、抗心肌缺血、保护心肌、降血糖、调节血脂、抗溃疡、镇静催眠、抗肿瘤等药理作用。此外，黄连碱有抑制A型单胺氧化酶、选择性抑制和双重抑制血管平滑肌细胞增殖、抑制破骨细胞分化和功能、选择性调节血管平滑肌细胞中的多药耐药蛋白质以及保护胃黏膜等药理作用。

参考文献

［1］杨念云，张启春，朱华旭，等.黄连生物碱类资源性化学成分研究进展与利用策略［J］.中草药，2019，50（20）：5080-5087.

［2］张志辉，邓安珺，于金倩，等.黄连碱药理活性研究进展［J］.中国中药杂志，2013，38（17）：2750-2754.

巧识本草 速记中药 H

黄芪（Huangqi）

ASTRAGALI RADIX

黄芪为豆科植物蒙古黄芪 *Astragalus membranaceus*（Fisch.）Bge. var. *mongholicus*（Bge.）Hsiao 或膜荚黄芪 *Astragalus membranaceus*（Fisch.）Bge. 的干燥根。春、秋二季采挖，除去须根和根头，晒干。

巧识要点

黄芪

H

（1）有皮孔

表面有不整齐的纵皱纹或纵沟，有横长的皮孔。

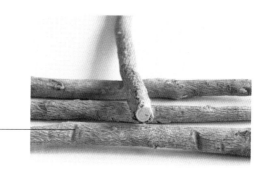

（2）菊花心

断面皮部黄白色，木部淡黄色，有放射状纹理及裂隙。

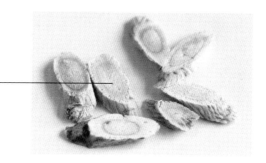

（3）豆腥味

气微，味微甜，嚼之微有豆腥味。

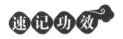

性味归经： 甘，微温。归肺、脾经。

功效主治： 补气升阳，固表止汗，利水消肿，生津养血，行滞通痹，托毒排脓，敛疮生肌。用于气虚乏力，食少便溏，中气下陷，久泻脱肛，便血崩漏，表虚自汗，气虚水肿，内热消渴，血虚萎黄，半身不遂，痹痛麻木，痈疽难溃，久溃不敛。

速记歌诀： 举黄旗，通血汗，脓水肿。

歌诀详解： 黄旗——黄芪；举——上举（补气升阳）；通——行滞通痹；血——生津养血；汗——固表止汗；脓——托毒排脓；水肿——利水消肿。

药理作用

　　黄芪能显著调节特异性与非特异性免疫，具有促进机体代谢、调节内分泌及抗病原微生物的作用。在心血管系统方面，黄芪具有强心、降血压、调节血脂及改善微循环的作用；在血液与造血系统方面，黄芪具有抗凝血、促进造血的作用；在泌尿系统方面，能利尿、改善肾功能。此外，黄芪还具有抗衰老、抗氧化、保肝、降低胃液与胃酸的分泌量、抗炎及调节血糖等药理作用。

● 参考文献 ●

［1］杨天赐.中药黄芪的药理作用及临床应用效果临床研究［J］.当代医学，2018，24（25）：103-105.

［2］刘建兵.中药黄芪的药理作用及临床应用效果观察［J］.临床医药文献电子杂志，2019，6（70）：141.

黄芩（Huangqin）

SCUTELLARIAE RADIX

　　黄芩为唇形科植物黄芩 *Scutellaria baicalensis* Georgi 的干燥根。春、秋二季采挖，除去须根和泥沙，晒后撞去粗皮，晒干。

巧识要点

（1）黄色
棕黄色或深黄色，上部有扭曲的纵皱纹或不规则的网纹。

（2）残基
有茎残基。

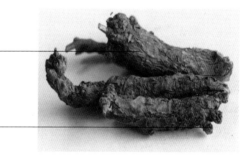

（3）断黄
断面黄色，中心红棕色。

（4）气味
气微，味苦。

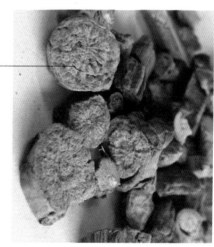

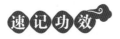

速记功效

性味归经：苦，寒。归肺、胆、脾、大肠、小肠经。

功效主治：清热燥湿，泻火解毒，止血，安胎。用于湿温、暑湿，胸闷呕恶，湿热痞满，泻痢，黄疸，肺热咳嗽，高热烦渴，血热吐衄，痈肿疮毒，胎动不安。

速记歌诀：早市携黄芩，止血又安胎。

歌诀详解：早市——清热燥湿；携——泻火解毒。

药理作用

黄芩具有显著的心脑血管、中枢神经系统、泌尿系统、肝肾以及神经元的保护作用，还具有抗炎、抗氧化、抗过敏、利胆、降压、降脂、抗肿瘤、抗菌及抗病毒的作用，并且对细胞免疫、体液免疫以及非特异性免疫均有明显的增强作用。

• 参考文献 •

［1］龙宇，向燕，谭裕君，等.黄芩苷药理作用及新剂型的研究进展［J］.中草药，2019，50（24）：6142-6148.

［2］姚雪，吴国真，赵宏伟，等.黄芩中化学成分及药理作用研究进展［J］.辽宁中医杂志，2020，47（07）：215-220.

［3］王慧，周红潮，张旭，等.黄芩苷药理作用研究进展［J］.时珍国医国药，2019，30（04）：955-958.

［4］朱亚南，杨七妹，张硕，等.黄芩苷与黄芩素药理作用及机制研究进展［J］.时珍国医国药，2020，31（04）：921-925.

姜黄（Jianghuang）

CURCUMAE LONGAE RHIZOMA

姜黄为姜科植物姜黄 *Curcuma longa* L. 的干燥根茎。冬季茎叶枯萎时采挖，洗净，煮或蒸至透心，晒干，除去须根。

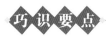

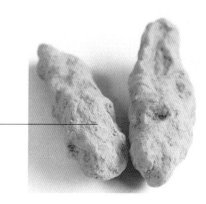

（1）色黄
表面深黄色。

（2）环纹明显
断面棕黄色至金黄色，角质样，有蜡样光泽，内皮层环纹明显，维管束呈点状散在。

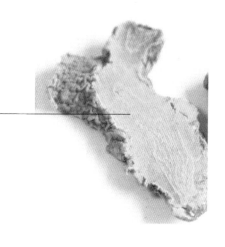

（3）气味
气香特异，味苦、辛。

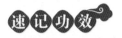

性味归经：辛、苦，温。归脾、肝经。

功效主治：破血行气，通经止痛。用于胸胁刺痛，胸痹心痛，痛经经闭，癥瘕，风湿肩臂疼痛，跌仆肿痛。

速记歌诀：匠荒兴起通井，斜坡趾痛。

歌诀详解：匠荒——姜黄；兴起通井——行气通经；斜坡趾痛——破血止痛。

药理作用

姜黄具有抗肿瘤、抗真菌、抗病毒、抗炎镇痛、抗氧化、抗凝血、抗心肌缺血、抗突变、保肝利胆、降血脂、降血糖等药理作用，对肾脏、心脏、肺脏以及神经系统均具有保护作用，还能缓解糖尿病并发症的发生。

• 参考文献 •

[1] 孙林林，乔利，田振华，等.姜黄化学成分及药理作用研究进展[J].山东中医药大学学报，2019，43（02）：207-212.

[2] 魏雨菲，于海川，刘雪玲，等.姜黄主要化学成分及药理作用研究进展[J].新乡医学院学报，2020，37（10）：990-995.

桔梗（Jiegeng）

PLATYCODONIS RADIX

桔梗为桔梗科植物桔梗 *Platycodon grandiflorum*（Jacq.）A. DC.的干燥根。春、秋二季采挖，洗净，除去须根，趁鲜剥去外皮或不去外皮，干燥。

巧识要点

（1）芦头
顶端有较短的根茎。

（2）芦碗
根茎上有数个半月形茎痕，形如小碗。

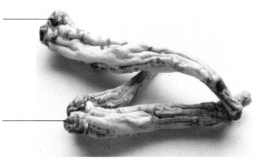

（3）金井玉栏
断面不平坦，形成层环棕色，皮部黄白色，有裂隙，木部淡黄色，如金玉相映。

（4）气味
气微，味微甜后苦。

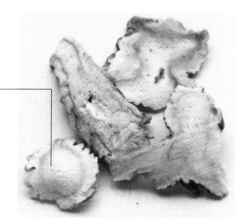

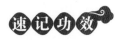

性味归经：苦、辛，平。归肺经。

功效主治：宣肺，利咽，祛痰，排脓。用于咳嗽痰多，胸闷不畅，咽痛音哑，肺痈吐脓。

速记歌诀：桔梗炎龙宣坛。

歌诀详解：炎——利咽；龙——排脓；宣——宣肺；坛——祛痰。

药理作用

桔梗具有祛痰止咳平喘、抗肺损伤、抗炎抑菌、抗肿瘤、降血脂、降血糖、保肝、抗胃溃疡、解热、镇静、镇痛、抗肥胖及调节免疫等药理作用，还能通过扩血管改善心功能，抗氧化减少心肌氧化应激，预防心肌缺血再灌注损伤。

· 参考文献 ·

[1] 陈丹丹，洪挺，王栋，等.桔梗的化学成分及其药理作用研究概况[J].药品评价，2020，17（15）：9-11.

[2] 左军，尹柏坤，胡晓阳.桔梗化学成分及现代药理研究进展[J].辽宁中医药大学学报，2019，21（01）：113-116.

金果榄（Jinguolan）

TINOSPORAE RADIX

金果榄为防己科植物青牛胆 *Tinospora sagittata*（Oliv.）Gagnep. 或金果榄 *Tinospora capillipes* Gagnep. 的干燥块根。秋、冬二季采挖，除去须根，洗净，晒干。

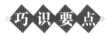**巧识要点**

（1）粗糙
呈不规则圆块状，表面粗糙不平。

（2）质硬
质坚硬，不易击碎、破开。

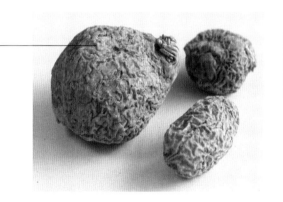

（3）色白
断面淡黄白色。

（4）味苦
气微，味苦。

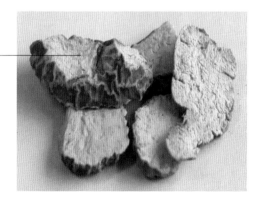

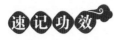

性味归经： 苦，寒。归肺、大肠经。

功效主治： 清热解毒，利咽，止痛。用于咽喉肿痛，痈疽疔毒，泄泻，痢疾，脘腹疼痛。

速记歌诀： 金果清洁理烟筒。

歌诀详解： 金果——金果榄；清洁理烟筒——清热解毒，利咽，止痛。

药理作用

金果榄具有抗炎镇痛、抑菌、抗溃疡、抗氧化、抗辐射、抗化学毒性反应等药理作用，还具有改善免疫应答、恢复和调节免疫系统、改善智力与记忆力、提高人体抗应激能力的作用。

• 参考文献 •

[1] 叶方，杨光义，王刚.金果榄药理作用及临床应用研究综述 [J].中国药师，2011，14（01）：132-134.

金荞麦（Jinqiaomai）

FAGOPYRI DIBOTRYIS RHIZOMA

金荞麦为蓼科植物金荞麦 *Fagopyrum dibotrys*（D. Don）Hara 的干燥根茎。冬季采挖，除去茎和须根，洗净，晒干。

（1）分枝多
瘤状分枝。

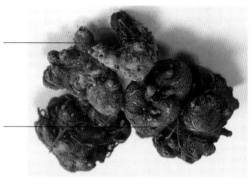

（2）点状皮孔
棕褐色，有横向环节，密布点状皮孔。

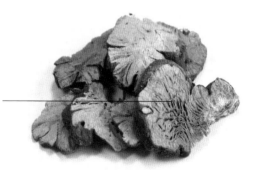

（3）中央色深
淡红棕色，中央髓部色较深。

（4）气味
气微，味微涩。

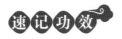

性味归经：微辛、涩，凉。归肺经。

功效主治：清热解毒，排脓祛瘀。用于肺痈吐脓，肺热喘咳，乳蛾肿痛。

速记歌诀：金荞麦，清热毒，排脓瘀。

歌诀详解：清热毒——清热解毒；排脓瘀——排脓祛瘀。

药理作用

　　金荞麦具有祛痰、解热、抗炎、抗肿瘤、抗氧化等药理作用，能抑制肺部感染，促进浓痰排出，修复肺组织。

·参考文献·

[1]赵炎军，刘园，谢升阳，等．金荞麦提取物体外抗流感病毒作用研究[J]．中国现代应用药学，2019，36（21）：2648-2651．

苦参（Kushen）

SOPHORAE FLAVESCENTIS RADIX

苦参为豆科植物苦参 *Sophora flavescens* Ait. 的干燥根。春、秋二季采挖，除去根头和小支根，洗净，干燥，或趁鲜切片，干燥。

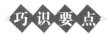

（1）外皮反卷
灰棕色或棕黄色，外皮薄，多破裂反卷，易剥落，剥落处显黄色，光滑。

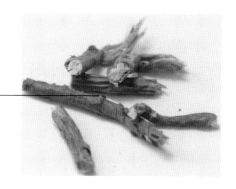

（2）放射状纹理
切面黄白色，具放射状纹理和裂隙。

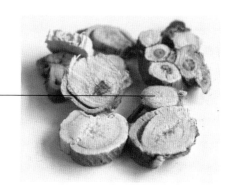

（3）味苦
气微，味极苦。

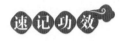速记功效

性味归经：苦，寒。归心、肝、胃、大肠、膀胱经。

功效主治：清热燥湿，杀虫，利尿。用于热痢，便血，黄疸尿闭，赤白带下，阴肿阴痒，湿疹湿疮，皮肤瘙痒，疥癣麻风；外治滴虫性阴道炎。

速记歌诀：哭声热找食虫鸟。

歌诀详解：哭声——苦参；热——清热；找食——燥湿；虫——杀虫；鸟——利尿。

药理作用

苦参具有镇静、镇痛、解热、平喘、保肝、抗炎、抗病原微生物、抗溃疡、抗肿瘤、抗心肌缺血、抗心律失常、抗组织纤维化等药理作用，还能显著升高白细胞，杀体内外寄生虫。

————• 参考文献 •————

［1］张明发，沈雅琴.苦参碱和氧化苦参碱对泌尿系统肿瘤的药理作用研究进展［J］.抗感染药学，2020，17（10）：1399-1404.

巧识本草　速记中药

Ⓚ

龙胆（Longdan）

GENTIANAE RADIX ET RHIZOMA

龙胆为龙胆科植物条叶龙胆 *Gentiana manshurica* Kitag.、龙胆 *Gentiana scabra* Bge.、三花龙胆 *Gentiana triflora* Pall. 或坚龙胆 *Gentiana rigescens* Franch. 的干燥根和根茎。前三种习称"龙胆"，后一种习称"坚龙胆"。春、秋二季采挖，洗净，干燥。

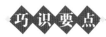

巧识要点

（1）根茎
根茎呈不规则的块状。

（2）根
根圆柱形，略扭曲。

（3）横环纹
在表面有一圈一圈的环纹。

（4）皮与木分离
皮部黄白色或淡黄棕色，木部色较浅，呈点状环列，皮部与木部易分离。

（5）气味
气微，味甚苦。

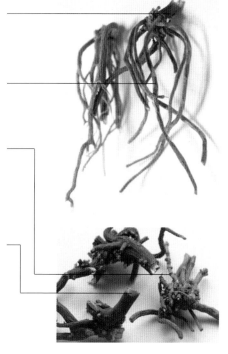

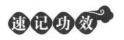

性味归经：苦，寒。归肝、胆经。

功效主治：清热燥湿，泻肝胆火。用于湿热黄疸，阴肿阴痒，带下，湿疹瘙痒，肝火目赤，耳鸣耳聋，胁痛口苦，强中，惊风抽搐。

速记歌诀：龙胆清早干活。

歌诀详解：清早——清热燥湿；干活——泻肝胆火。

药理作用

　　龙胆在保肝方面具有显著的疗效，对酒精、四氯化碳等物质造成的肝损伤均有预防和治疗效果。此外，还具有降血脂、降血压、抗炎镇痛、抗菌抗病毒、抗癌及抗中枢神经疾病等药理作用。

● 参考文献 ●

［1］宁愿，程玉鹏，马爱萍，等.龙胆药理作用的研究进展［J］.化学工程师，2017，31（06）：47-49.

［2］潘旭，朱鹤云，张昌浩，等.龙胆化学成分和药理作用研究进展［J］.吉林医药学院学报，2020，41（02）：150-151.

［3］姜丽丽，任朋英，王语哲，等.龙胆药理作用研究进展［J］.科学技术创新，2019，（36）：43-44.

［4］游维丽.龙胆地上、地下部分药理作用的比较［J］.内蒙古中医药，2017，36（08）：135-136.

巧识本草 速记中药 L

漏芦（Loulu）

RHAPONTICI RADIX

漏芦为菊科植物祁州漏芦 *Rhaponticum uniflorum*（L.）DC.的干燥根。春、秋二季采挖，除去须根和泥沙，晒干。

巧识要点

（1）戴斗笠

根头部膨大，鳞片状叶基覆盖在其顶端的白毛上，如同头戴斗笠。

（2）裂隙多

表面具纵沟及菱形的网状裂隙。

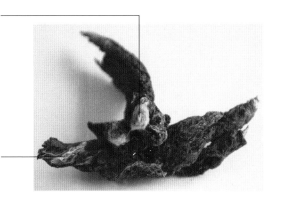

（3）放射状纹理

断面不整齐，灰黄色，有裂隙，中心有的呈星状裂隙。

（4）气味

气特异，味微苦。

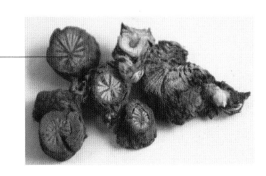

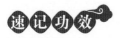

性味归经： 苦，寒。归胃经。

功效主治： 清热解毒，消痈，下乳，舒筋通脉。用于乳痈肿痛，痈疽发背，瘰疬疮毒，乳汁不通，湿痹拘挛。

速记歌诀： 漏芦乳痈通筋毒。

歌诀详解： 乳——下乳；痈——消痈；通筋——舒筋通脉；毒——清热解毒。

药理作用

漏芦具有抗氧化、抗衰老、降血脂、抗动脉粥样硬化、改善记忆障碍、益智、保肝护肾、抗肿瘤、抗炎镇痛以及增强免疫等药理作用。

· 参考文献 ·

［1］杨美珍，王晓琴，刘勇，等.祁州漏芦化学成分与药理活性研究［J］.中成药，2015，37（03）：611-618.

［2］包小妹，罗素琴.祁州漏芦化学成分和药理学研究进展［J］.亚太传统医药，2011，7（09）：176-177.

巧识本草 速记中药 L

芦根（Lugen）

PHRAGMITIS RHIZOMA

芦根为禾本科植物芦苇 *Phragmites communis* Trin. 的新鲜或干燥根茎。全年均可采挖，除去芽、须根及膜状叶，鲜用或晒干。

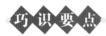

（1）环状节
节呈环状，节间有纵皱纹。

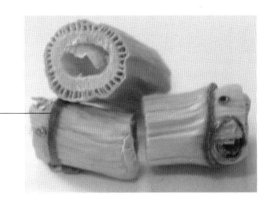

（2）中空
断面黄白色，中空，皮部有小孔排列成环。

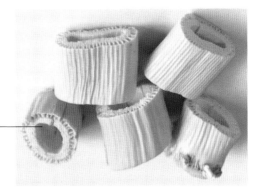

（3）气味
气微，味甘。

芦根
L

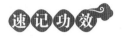

性味归经：甘，寒。归肺、胃经。

功效主治：清热泻火，生津止渴，除烦，止呕，利尿。用于热病烦渴，肺热咳嗽，肺痈吐脓，胃热呕哕，热淋涩痛。

速记歌诀：鹭跟蜻惹邪火，触犯神经，鹂鸟止殴。

歌诀详解：鹭跟——芦根；蜻惹邪火——清热泻火；触犯神经——除烦生津；鹂鸟止殴——利尿止渴止呕。

药理作用

芦根具有显著的保肝和抗氧化的作用，还具有抗肿瘤、改善脂质代谢以及保护肾脏等药理作用。

———————————— • 参考文献 • ————————————

[1] 孙淑玲.中药芦根的药理作用及临床应用［J］.中西医结合心血管病电子杂志，2016，4（36）：165.

[2] 李洪，王麟，陈，等.中药芦根化学成分、药理作用及临床应用研究［J］.科技信息，2014，（05）：31-32.

[3] 王中华，郭庆梅，周凤琴.芦根化学成分、药理作用及开发利用研究进展［J］.辽宁中医药大学学报，2014，16（12）：81-83.

巧识本草 速记中药 L

麻黄根（Mahuanggen）

EPHEDRAE RADIX ET RHIZOMA

麻黄根为麻黄科植物草麻黄 *Ephedra sinica* Stapf 或中麻黄 *Ephedra intermedia* Schrenk et C. A. Mey. 的干燥根和根茎。秋末采挖，除去残茎、须根和泥沙，干燥。

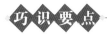

（1）皮易剥落
外皮粗糙，易成片状剥落。

（2）木部易裂
木质部易撕裂。

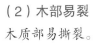

（3）红皮黄心
外皮红棕色或灰棕色，木部淡黄色或黄色。

（4）放射状
木部射线成放射状。

（5）气味
气微，味微苦。

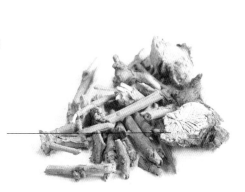

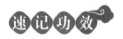

性味归经：甘、涩，平。归心、肺经。

功效主治：固表止汗。用于自汗，盗汗。

速记歌诀：忙耕姑表致函。

歌诀详解：忙耕——麻黄根；姑表致函——固表止汗。

药理作用

　　麻黄根有止汗的作用，根中生物碱部分能抑制低热和烟碱所致的发汗。麻黄根提取物具有兴奋呼吸、抑制离体蛙心、扩张蛙后肢血管的作用，麻黄根中的麻黄根碱等与降压作用等相关，麻黄根素 A 和麻黄根素 B 能够抑制肿瘤坏死因子－α 和白细胞介素－1 基因的转录，具有较强的抗炎作用。此外，麻黄根还能扩张末梢血管，对子宫和肠管平滑肌有收缩作用。

·参考文献·

［1］李慧，杨会，宋珂，等.浅谈麻黄与麻黄根的异同［J］.中国现代中药，2018，20（09）：1165-1168，1178.

［2］Kim IS，Park YJ，Yoon SJ，et al. Ephedrannin A and B from roots of Ephedra sinica inhibit lipopolysaccharide-induced inflammatory mediators by suppressing nuclear factor-κB activation in RAW 264.7 macrophages［J］.Int Immunopharmacol，2010，10（12）：1616-1625.

［3］祝婧，张萍，曾文雪，等.麻黄炮制的现代研究进展［J］.江西中医药大学学报，2010，22（04）：99-100.

麦冬（Maidong）

OPHIOPOGONIS RADIX

麦冬为百合科植物麦冬 *Ophiopogon japonicus*（L.f）Ker-Gawl. 的干燥块根。夏季采挖，洗净，反复暴晒、堆置，至七八成干，除去须根，干燥。

巧识要点

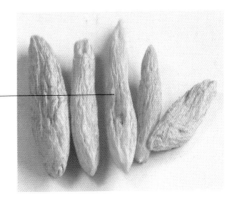

（1）纺锤形
两端略尖，长 1.5~3cm，直径 0.3~0.6cm。

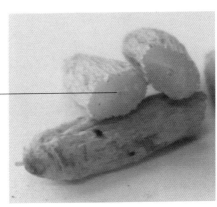

（2）有中柱
断面黄白色，半透明，中柱细小。

（3）气味
气微香，味甘、微苦。

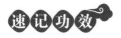

性味归经：甘、微苦，微寒。归心、肺、胃经。

功效主治：养阴生津，润肺清心。用于肺燥干咳，阴虚痨嗽，喉痹咽痛，津伤口渴，内热消渴，心烦失眠，肠燥便秘。

速记歌诀：脉动养鹰生劲，轻信润飞。

歌诀详解：脉动——麦冬；养鹰生劲——养阴生津；轻信润飞——清心润肺。

药理作用

麦冬对心血管系统具有抗血栓、改善微循环、保护心肌、强心、抗心律失常等作用，对消化系统具有保护胃黏膜、改善肠道微环境等作用，对神经系统具有镇静催眠、抗惊厥等作用，此外还具有增强免疫、抗衰老、抗炎、抗肿瘤、抗辐射、抗休克及抗缺氧等药理作用。

· 参考文献 ·

［1］周二付.中药材麦冬的药理作用研究［J］.中医临床研究，2017，9（09）：125–126.

［2］范明明，张嘉裕，张湘龙，等.麦冬的化学成分和药理作用研究进展［J］.中医药信息，2020，37（04）：130–134.

［3］彭婉，马骁，王建，等.麦冬化学成分及药理作用研究进展［J］.中草药，2018，49（02）：477–488.

绵萆薢（Mianbixie）

DIOSCOREAE SPONGIOSAE RHIZOMA

绵萆薢为薯蓣科植物绵萆薢 *Dioscorea spongiosa* J. Q. Xi，M. Mizuno et W. L. Zhao 或福州薯蓣 *Dioscorea futschauensis* Uline ex R. Kunth 的干燥根茎。秋、冬二季采挖，除去须根，洗净，切片，晒干。

巧识要点

（1）圆锥状突起
斜切片，外皮有须根残基，呈圆锥状突起。

（2）海绵状
质疏松，略呈海绵状。

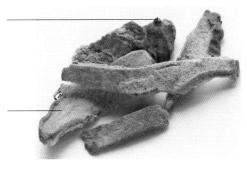

（3）点散在
切面灰白色至浅灰棕色，有黄棕色点状维管束散在。

（4）气味
气微，味微苦。

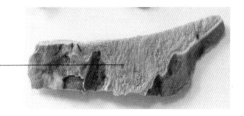

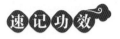
速记功效

性味归经：苦，平。归肾、胃经。

功效主治：利湿去浊，祛风除痹。用于膏淋，白浊，白带过多，风湿痹痛，关节不利，腰膝疼痛。

速记歌诀：绵萆薢，利湿浊，祛风痹。

歌诀详解：利湿浊——利湿去浊；祛风痹——祛风浊痹。

药理作用

绵萆薢具有抗菌、调节免疫、调节骨代谢、改善骨质疏松、抗高尿酸血症、抗炎、抗肿瘤、抗氧化、调节血脂以及预防动脉粥样硬化等药理作用。

・ 参考文献 ・

［1］肖扬，李国政.萆薢药理作用研究进展［J］.山西中医，2018，34（07）：54–56.

［2］伍月红，方锦霞.萆薢的药理作用与临床应用［J］.广东药学，2005（03）：69–72.

［3］晁利平，刘艳霞，瞿璐，等.绵萆薢的化学成分及药理作用研究进展［J］.药物评价研究，2015，38（03）：325–330.

绵马贯众（Mianmaguanzhong）

DRYOPTERIDIS CRASSIRHIZOMATIS RHIZOMA

绵马贯众为鳞毛蕨科植物粗茎鳞毛蕨 *Dryopteris crassirhizoma* Nakai 的干燥根茎和叶柄残基。秋季采挖，削去叶柄，须根，除去泥沙，晒干。

巧识要点

（1）鳞片
表面密被条状披针形的鳞片。

（2）叶柄残基
表面密被排列整齐的扁圆柱形叶柄残基。

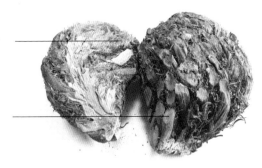

（3）筋脉纹
断面有黄白色维管束 5~13 个，排列成环。

（4）气味
气特异，味初淡而微涩，后渐苦、辛。

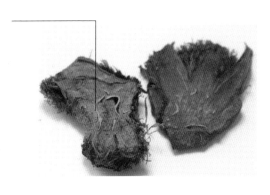

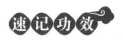

性味归经：苦，微寒；有小毒。归肝、胃经。

功效主治：清热解毒，驱虫。用于虫积腹痛，疮疡。

速记歌诀：观众清洁驱虫。

歌诀详解：观众——贯众；清洁——清热解毒。

药理作用

绵马贯众具有较强的抗病毒、抗菌作用，对多种流感病毒毒株、乙型肝炎病毒、腺病毒、脊髓灰质炎病毒、乙脑病毒等有较强的抑制灭活作用，对伤寒、痢疾、绿脓、变形、枯草芽孢等杆菌，大肠埃希菌、金黄色葡萄球菌和部分皮肤真菌具有不同程度的抑制作用。绵马贯众提取物中所含绵马酸、白绵马素、黄绵马酸有较强的驱虫作用，对绦虫、钩虫、蛔虫、血吸虫、肺线虫、肝吸虫、钩蚴等有明显的抑制与驱除作用。此外，绵马贯众还具有止血、抗疟、抗炎、镇痛、抗白血病、抗氧化和抑癌等药理作用。

• 参考文献 •

［1］萨楚拉，敖敦格日乐.蒙药绵马贯众的药理作用研究进展［J］.中国民族医药杂志，2020，26（08）：63-66.

［2］贾小舟.绵马贯众总间苯三酚类化合物的富集、分离及其抑菌作用研究［D］.广州：广东药科大学，2017.

［3］金哲.粗茎鳞毛蕨绵马贯众素ABBA的提取及其抗肿瘤活性的研究［D］.哈尔滨：东北农业大学，2015.

［4］付海燕，张丽霞，曾伟民，等.东北贯众抗炎镇痛作用有效部位研究［J］.黑龙江医药，2011，24（3）：365.

明党参（Mingdangshen）

CHANGII RADIX

明党参为伞形科植物明党参 *Changium smyrnioides* Wolff 的干燥根。4~5 月采挖，除去须根，洗净，置沸水中煮至无白心，取出，刮去外皮，漂洗，干燥。

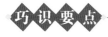

（1）表面
黄白色或淡棕色，光滑或有纵沟纹和须根痕。

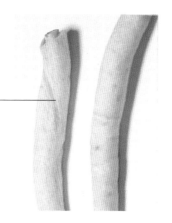

（2）断面
断面角质样，皮部较薄，黄白色，有的易与木部剥离，木部类白色。

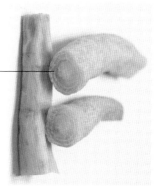

（3）气味
气微，味淡。

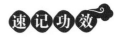

性味归经：甘、微苦，微寒。归肺、脾、肝经。

功效主治：润肺化痰，养阴和胃，平肝，解毒。用于肺热咳嗽，
呕吐反胃，食少口干，目赤眩晕，疔毒疮疡。

速记歌诀：明党参和谈解肝。

歌诀详解：和——养阴和胃；谈——润肺化痰；解肝——解毒、
平肝。

药理作用

明党参具有抗疲劳、抗缺氧、抗氧化、调节免疫、降血脂、
抑制血小板聚集、抗凝、调节颅压、止咳平喘祛痰及抗肿瘤等
药理作用。

—————————— • 参考文献 • ——————————

［1］王萌.明党参根皮活性成分及其药理作用初步研究［D］.南京：南京
中医药大学，2012.

［2］季晓，宣槐斌，黄宝康.明党参活性成分及药理作用研究进展［J］.
药学实践杂志，2015，33（02）：102–105，137.

［3］胡琼.濒危药材明党参化学成分及药理研究进展［J］.安徽农业科学，
2015，43（23）：86–88.

巧识本草 速记中药 Ⓜ

木香（Muxiang）

AUCKLANDIAE RADIX

木香为菊科植物木香 *Aucklandia lappa* Decne. 的干燥根。秋、冬二季采挖，除去泥沙和须根，切段，大的再纵剖成瓣，干燥后撞去粗皮。

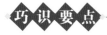

（1）形如枯骨
圆柱形或半圆柱形，有明显的皱纹、纵沟及侧根痕，形如枯骨。

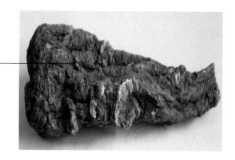

（2）朱砂点
断面有放射状纹理及褐色点状油室朱砂点。

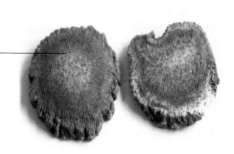

（3）气特异
气香特异，味微苦。

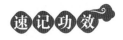

性味归经：辛、苦，温。归脾、胃、大肠、三焦、胆经。

功效主治：行气止痛，健脾消食。用于胸胁、脘腹胀痛，泻痢后重，食积不消，不思饮食。煨木香实肠止泻。用于泄泻腹痛。

速记歌诀：木香启筒（时）见批示。

歌诀详解：启筒——行气止痛；见批示——健脾消食。

药理作用

　　木香对消化系统具有显著的保护作用，能够抗胃溃疡、加速胃排空、增加胃动素的释放而促进胃动力。木香对心脏有双向调节作用，还具有扩张血管平滑肌、舒张支气管平滑肌、降血压、抗凝血、抗炎镇痛、抗肿瘤、抗菌、抗氧化、保肝利胆以及调节免疫等作用。

参考文献

［1］毛景欣，王国伟，易墁，等.川木香化学成分及药理作用研究进展［J］.中草药，2017，48（22）：4797–4803.

［2］魏华，彭勇，马国需，等.木香有效成分及药理作用研究进展［J］.中草药，2012，43（03）：613–620.

［3］王阳，范潇晓，杨军，等.木香的萜类成分与药理作用研究进展［J］.中国中药杂志，2020，45（24）：5917–5928.

南沙参（Nanshashen）

ADENOPHORAE RADIX

南沙参为桔梗科植物轮叶沙参 *Adenophora tetraphylla*（Thunb.）Fisch. 或沙参 *Adenophora stricta* Miq. 的干燥根。春、秋二季采挖，除去须根，洗后趁鲜刮去粗皮，洗净，干燥。

巧识要点

（1）芦头
顶端有 1 或 2 个根茎残基。

（2）螺纹
上部多有深陷横纹，呈断续的环状。

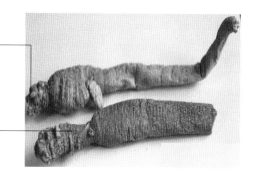

（3）松泡
体轻，质松泡，断面多裂隙。

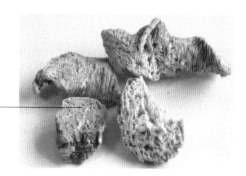

（4）气味
气微，味微甘。

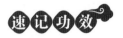

性味归经： 甘，微寒。归肺、胃经。

功效主治： 养阴清肺，益胃生津，化痰，益气。用于肺热燥咳，阴虚劳嗽，干咳痰黏，胃阴不足，食少呕吐，气阴不足，烦热口干。

速记歌诀： 南沙花艺，一生英飞。

歌诀详解： 南沙——南沙参；花艺——化痰益气；一生——益胃生津；英飞——养阴清肺。

药理作用

南沙参具有调节免疫、抗氧化、抗衰老、抗辐射、保肝护肝以及改善学习记忆障碍等药理作用。

·参考文献·

［1］魏巍，吴疆，郭章华.南沙参的化学成分和药理作用研究进展［J］.药物评价研究，2011，34（04）：298-300.

［2］马莹慧，刘雪，王艺璇，等.南沙参主要化学成分及药理活性研究进展［J］.吉林医药学院学报，2019，40（05）：357-359.

牛膝 (Niuxi)

ACHYRANTHIS BIDENTATAE RADIX

牛膝为苋科植物牛膝 *Achyranthes bidentata* Bl. 的干燥根。冬季茎叶枯萎时采挖，除去须根和泥沙，捆成小把，晒至干皱后，将顶端切齐，晒干。

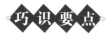巧识要点

（1）扭曲

表面有微扭曲的细纵皱纹。

有横长皮孔样的突起。

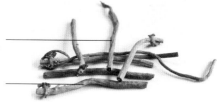

（2）角质样

断面平坦，淡棕色，略呈角质样而油润。

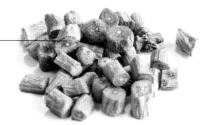

（3）同心环

断面散有黄白色点状维管束断续排列成2~4轮。

（4）气味

气微，味微甜而稍苦涩。

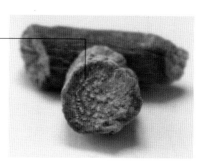

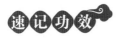

速记功效

性味归经： 苦、甘、酸，平。归肝、肾经。

功效主治： 逐瘀通经，补肝肾，强筋骨，利尿通淋，引血下行。
用于经闭，痛经，腰膝酸痛，筋骨无力，淋证，水肿，头痛，眩晕，牙痛，口疮，吐血，衄血。

速记歌诀： 逐瘀通经利尿淋，肝肾强筋血下行。

歌诀详解： 逐瘀通经利尿淋——逐瘀通经，利尿通淋；肝肾——补肝肾；强筋——强筋骨；血下行——引血下行。

药理作用

　　牛膝具有调节免疫系统、抗生育、抗肿瘤、抗衰老、镇痛抗炎、降血糖、抗骨质疏松等药理作用。牛膝对环己酰亚胺所致的小鼠记忆巩固障碍有显著的拮抗作用，牛膝总甾酮能显著对抗东莨菪碱所致的小鼠记忆获得障碍并缩短氰化钾所致的翻正反射消失时间及再探索时间，具有显著的抗缺氧作用，牛膝中蜕皮甾酮可抑制脑内乙酰胆碱酯酶活性，增加脑内乙酰胆碱含量，从而对中枢胆碱能神经系统产生积极影响，具有增强记忆力的作用。

――――――――――― • 参考文献 • ―――――――――――

[1] 罗懿钒，欧阳文，唐代凤，等.牛膝中皂苷和甾酮类物质基础及药理活性研究进展［J］.中国现代中药，2020，22（12）：2122-2136.

[2] 王龙.牛膝甾酮类成分的提取分离和胆碱酯酶抑制作用研究［D］.重庆：重庆大学，2005.

藕节（Oujie）

NELUMBINIS RHIZOMATIS NODUS

藕节为睡莲科植物莲 *Nelumbo nucifera* **Gaertn.** 的干燥根茎节部。秋、冬二季采挖根茎（藕），切取节部，洗净，晒干，除去须根。

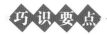

（1）残存须根

表面有残存的须根和须根痕。

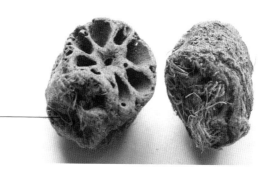

（2）有孔

断面有多数类圆形的孔。

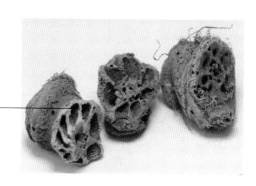

（3）气味

气微，味微甘、涩。

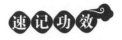

性味归经：甘，涩，平。归肝、肺、胃经。

功效主治：收敛止血，化瘀。用于吐血，咯血，衄血，尿血，崩漏。

速记歌诀：偶结手链，制雪滑移。

歌诀详解：偶结——藕节；手链——收敛；制雪滑移——止血化瘀。

药理作用

藕节具有促凝、止血、抗氧化等药理作用。

———————————— • 参考文献 • ————————————

［1］陈菊.藕节功能性成分的提取分离及产品开发［D］.无锡：江南大学，2009.

［2］曲筱静.藕节促凝血活性物质的筛选及其作用机制的初步研究［D］.无锡：江南大学，2008.

［3］廖立，舒展，李笑然，等.莲类药材的化学成分和药理作用研究进展［J］.上海中医药杂志，2010，44（12）：82–84.

［4］张凯.藕节口服液开发［D］.咸阳：西北农林科技大学，2016.

千年健（Qiannianjian）

HOMALOMENAE RHIZOMA

千年健为天南星科植物千年健 *Homalomena occulta*（Lour.）Schott 的干燥根茎。春、秋二季采挖，洗净，除去外皮，晒干。

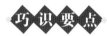

（1）扭曲
圆柱形，表面可见多数扭曲的纵沟纹。

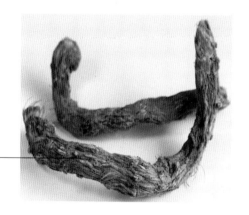

（2）针点
断面红褐色，黄色针状纤维束多而明显，可见深褐色具光泽的油点。

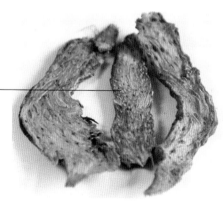

（3）气香
气香，味辛、微苦。

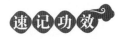

性味归经：苦、辛，温。归肝、肾经。

功效主治：祛风湿，壮筋骨。用于风寒湿痹，腰膝冷痛，拘挛麻木，筋骨痿软。

速记歌诀：健千年，祛风湿，壮筋骨。

歌诀详解：健千年——千年健。

药理作用

　　千年健具有抑菌杀虫、抗阿尔茨海默症、抗氧化、抗肿瘤、抗骨质疏松以及抗炎镇痛等药理作用，对风湿腰腿痛、类风湿关节炎、骨折和跌打损伤具有显著的治疗作用。

· 参考文献 ·

[1] 张思炎.千年健和红豆杉的化学成分及药理活性研究 [D].杭州：浙江大学，2019.

[2] 赵鹏，叶静.千年健药理活性研究进展 [J].海峡药学，2016，28（04）：107–109.

巧识本草　速记中药 Q

前胡（Qianhu）

PEUCEDANI RADIX

前胡为伞形科植物白花前胡 *Peucedanum praeruptorum* Dunn 的干燥根。冬季至次春茎叶枯萎或未抽花茎时采挖，除去须根，洗净，晒干或低温干燥。

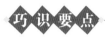

（1）叶鞘残基
根头部多有茎痕和纤维状叶鞘残基。

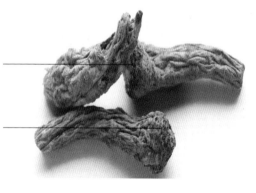

（2）蚯蚓头
根头部上端具有明显密集的细环纹，如同蚯蚓的头部。

（3）油点
皮部散有多数棕黄色油点。

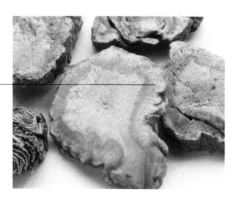

（4）气芳香
气芳香，味微苦、辛。

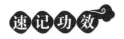

速记功效

性味归经：苦、辛，微寒。归肺经。

功效主治：降气化痰，散风清热。用于痰热喘满，咯痰黄稠，风热咳嗽痰多。

速记歌诀：前胡降气风清。

歌诀详解：降旗——降气化痰；风清——散风清热。

药理作用

　　前胡对心血管系统具有抗心肌缺血、保护心肌细胞、改善心脏功能、扩张血管、降低血压等药理作用。此外，还具有镇咳祛痰、镇静、抗溃疡、抗菌、抗肿瘤等药理作用。

————————• 参考文献 •————————

［1］鞠康，赵利敏.前胡化学成分及其药理作用研究进展［J］.内蒙古中医药，2017，36（03）：142-143.

［2］王铭.前胡药理作用分析及临床应用［J］.亚太传统医药，2016，12（18）：75-76.

茜草（Qiancao）

RUBIAE RADIX ET RHIZOMA

茜草为茜草科植物茜草 *Rubia cordifolia* L. 的干燥根和根茎。春、秋二季采挖，除去泥沙，干燥。

巧识要点

（1）结节状

根茎呈结节状，丛生粗细不等的根。

（2）色红

根呈圆柱形，略弯曲，表面红棕色或暗棕色，具细纵皱纹和少数细根痕。

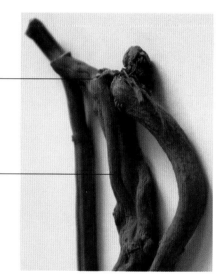

（3）孔多

断面平坦，皮部狭，紫红色，木部宽广，浅黄红色，导管孔多数。

（4）气味

气微，味微苦，久嚼刺舌。

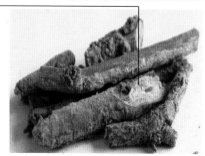

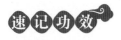

性味归经：苦，寒。归肝经。

功效主治：凉血，祛瘀，止血，通经。用于吐血，衄血，崩漏，
　　　　　　　外伤出血，瘀阻经闭，关节痹痛，跌仆肿痛。

速记歌诀：茜草晾纸浴巾。

歌诀详解：晾纸——凉血止血；浴——祛瘀；巾——通经。

药理作用

　　茜草有止血、保肝、抗炎、抗病原微生物、抗乙酰胆碱、抗肿瘤、抗氧化、神经保护以及调节免疫的作用，还能够预防和治疗化学辐射所导致的白细胞减少的症状。

▸ 参考文献 ◂

［1］李海峰，肖凌云，张菊，等.茜草化学成分及其药理作用研究进展［J］.中药材，2016，39（06）：1433-1436.

［2］刘艳娟.茜草的化学成分及药理活性研究［D］.长春：吉林农业大学，2013.

羌活（Qianghuo）

NOTOPTERYGII RHIZOMA ET RADIX

羌活为伞形科植物羌活 *Notopterygium incisum* Ting ex H. T. Chang 或宽叶羌活 *Notopterygium franchetii* H. de Boiss. 的干燥根茎和根。春、秋二季采挖，除去须根及泥沙，晒干。

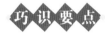

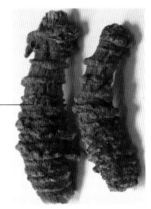

（1）蚕羌
节间缩短，呈紧密隆起的环状，形似蚕，习称"蚕羌"。

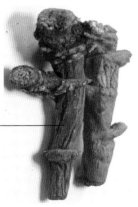

（2）竹节羌
节间延长，形如竹节状，习称"竹节羌"。

（3）朱砂点

断面不平整，有多数裂隙，皮部有棕色油点。

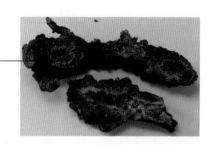

（4）气香

气香，味微苦而辛。

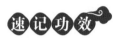

性味归经：辛、苦，温。归膀胱、肾经。

功效主治：解表散寒，祛风除湿，止痛。用于风寒感冒，头痛项强，风湿痹痛，肩背酸痛。

速记歌诀：羌活解寒风湿痛。

歌诀详解：解寒——解表散寒；风湿——祛风除湿；痛——止痛。

药理作用

羌活具有消炎、镇痛、解热、抗心律失常、抗心肌缺血、抗哮喘、抑菌等药理作用，还能促进脑部血液循环、预防血栓形成、促进肠道蠕动及改善肠胃功能。

━━━━━━━━━ ● 参考文献 ● ━━━━━━━━━

［1］李鸿昌.对中药羌活化学成分及药理作用的研究［J］.当代医药论丛，2019，17（15）：195-197.

［2］巩子汉，段永强，付晓艳，等.羌活的药理作用研究［J］.亚太传统医药，2019，15（05）：192-194.

秦艽（Qinjiao）

GENTIANAE MACROPHYLLAE RADIX

秦艽为龙胆科植物秦艽 *Gentiana macrophylla* Pall.、麻花秦艽 *Gentiana straminea* Maxim.、粗茎秦艽 *Gentiana crassicaulis* Duthie ex Burk. 或小秦艽 *Gentiana dahurica* Fisch. 的干燥根。前三种按性状不同分别习称"秦艽"和"麻花艽"，后一种习称"小秦艽"。春、秋二季采挖，除去泥沙；秦艽和麻花艽晒软，堆置"发汗"至表面呈红黄色或灰黄色时，摊开晒干，或不经"发汗"直接晒干；小秦艽趁鲜时搓去黑皮，晒干。

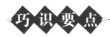

（1）纤维状叶鞘
顶端有残存茎基及纤维状叶鞘。

（2）小根
数个小根集聚而膨大。

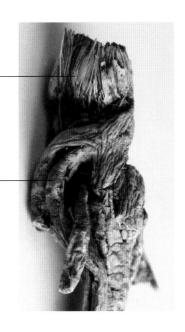

（3）油性

断面略显油性。

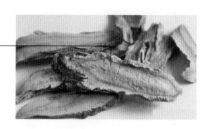

（4）气特异

气特异，味苦、微涩。

速记功效

性味归经： 辛、苦，平。归胃、肝、胆经。

功效主治： 祛风湿，清湿热，止痹痛，退虚热。用于风湿痹痛，中风半身不遂，筋脉拘挛，骨节酸痛，湿热黄疸，骨蒸潮热，小儿疳积发热。

速记歌诀： 秦艽必须去湿热。

歌诀详解： 必——止痹痛；须——退虚热；去——祛风湿；湿热——清湿热。

药理作用

秦艽具有抗炎镇痛、镇静、解热、保肝、抗过敏、抗菌、抗病毒、抗肿瘤、免疫抑制、降压、抗凝血、抗血小板聚集、减慢心率、升高血糖、降低血清尿酸水平、利尿等药理作用。

参考文献

［1］杨飞霞，王玉，夏鹏飞，等.秦艽化学成分和药理作用研究进展及质量标志物（Q-marker）的预测分析［J］.中草药，2020，51（10）：2718-2731.

［2］聂安政，林志健，王雨，等.秦艽化学成分及药理作用研究进展［J］.中草药，2017，48（03）：97-608.

拳参（Quanshen）

BISTORTAE RHIZOMA

拳参为蓼科植物拳参 *Polygonum bistorta* L. 的干燥根茎。春初发芽时或秋季茎叶将枯萎时采挖，除去泥沙，晒干，去须根。

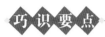

（1）虾状

弯曲成虾状，两端略尖，或一端渐细。

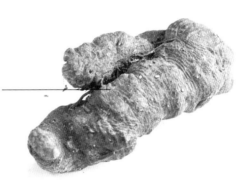

（2）点排成环

断面浅棕红色或棕红色，有黄白色点状维管束排列成环。

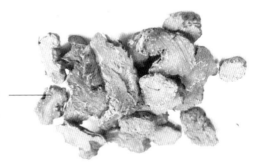

（3）气味

气微，味苦、涩。

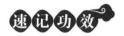

速记功效

性味归经：苦、涩，微寒。归肺、肝、大肠经。

功效主治：清热解毒，消肿，止血。用于赤痢热泻，肺热咳嗽，痈肿瘰疬，口舌生疮，血热吐衄，痔疮出血，蛇虫咬伤。

速记歌诀：拳参，清解消止。

歌诀详解：清解——清热解毒；消——消肿；止——止血。

药理作用

　　拳参对心脑血管的保护作用突出，可改善心肌细胞抗氧化酶系统功能，减缓心肌肥厚，提高抗心律失常作用，还具有显著的抗病原微生物、抗炎、抗氧化等作用，同时拳参中的多种化学成分对多种癌细胞株均表现出较强的杀伤作用。此外，拳参还有保肝、镇痛、止血、增强免疫力的作用。

—————————————● 参考文献 ●—————————————

［1］王皓南，黄必胜，詹志来，等.拳参的化学成分和药理作用最新研究进展［J］.世界科学技术－中医药现代化，2020，22（08）：2998-3007.

［2］Intisar A，Zhang L，Luo H，et al.Anticancer constituents and cytotoxic activity of methanol–water extract of Polygonum bistorta L［J］.Afr J Tradit Complement Altern Med，2012，10（1）：53–59.

人参（Renshen）

GINSENG RADIX ET RHIZOMA

　　人参为五加科植物人参 *Panax ginseng* C. A. Mey. 的干燥根和根茎。多于秋季采挖，洗净经晒干或烘干。栽培的俗称"园参"；播种在山林野生状态下自然生长的称"林下山参"，习称"籽海"；人参的栽培品经蒸制后的干燥根和根茎称为"红参"。

巧识要点

园参

（1）芦头

指根茎。

（2）芦碗

芦头上稀疏的凹窝状茎痕。

（3）铁线纹

主根上端有紧密深陷的环纹，色深，习称"铁线纹"。

（4）断面

形成层环纹棕黄色，皮部有黄棕色的点状树脂道及放射状裂隙。

（5）香气

香气特异，味微苦、甘。

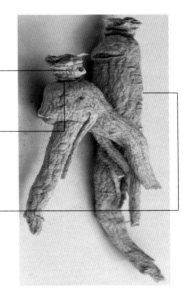

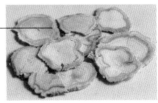

人参

R

171

附：红参（Hongshen）

GINSENG RADIX ET RHIZOMA RUBRA

红参为五加科植物人参 *Panax ginseng* C.A.Mey. 的栽培品经蒸制后的干燥根和根茎。秋季采挖，洗净，蒸制后，干燥。

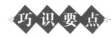

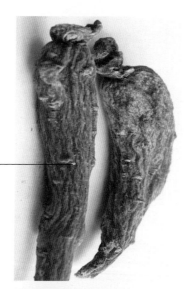

（1）红棕色
　　表面半透明，红棕色，偶有不透明的暗黄褐色斑块。

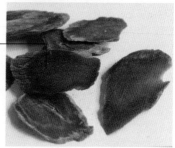

（2）角质样
　　断面平坦，角质样。

（3）气味
　　气微香而特异，味甘、微苦。

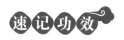速记功效

人参

性味归经： 甘、微苦，微温。归脾、肺、心、肾经。

功效主治： 大补元气，复脉固脱，补脾益肺，生津养血，安神益智。用于体虚欲脱，肢冷脉微，脾虚食少，肺虚喘咳，津伤口渴，内热消渴，气血亏虚，久病虚羸，惊悸失眠，阳痿宫冷。

速记歌诀： 人参神补气血，固脱补益。

歌诀详解： 神——安神益智；补气血——大补元气，生津养血；固脱补益——复脉固脱，补脾益肺。

红参

性味归经： 甘、微苦，温。归脾、肺、心、肾经。

功效主治： 大补元气，复脉固脱，益气摄血。用于体虚欲脱，肢冷脉微，气不摄血，崩漏下血。

速记歌诀： 红参补气血固脱。

歌诀详解： 补气血——大补元气，益气摄血；固脱——复脉固脱。

药理作用

　　人参具有强心、保护心肌、抗心律失常、双向调节血压、抗凝血、抗肿瘤、抗辐射、抗休克、抗应激、抗疲劳、抗氧化、抗神经元细胞凋亡、抗溃疡、增强甲状腺功能及促进胰岛素的释放等药理作用，能促进造血功能、提高机体免疫功能。此外，人参还有调节内分泌、益智、脑保护、保肝、降血糖、促进蛋

白质及核酸合成、调节脂类及胆固醇代谢、促进神经损伤修复等药理作用。

参考文献

[1] 邓明，谢萍，马永刚，等.人参皂苷 Rb1 对周围神经损伤后大鼠背根神经节神经生长因子及其受体酪氨酸激酶 A 表达的影响［J］.实用预防医学，2019，16（04）：412–415.

[2] 覃军，陈家康，李学东，等.人参皂苷诱导骨髓间充质干细胞促进创伤性颅脑损伤的神经再生［J］.中国组织工程研究，2015，19（45）：7292–7297.

[3] 李贵明，李燕.人参皂苷药理作用研究现状［J］.中国临床药理学杂志，2020，36（08）：1024–1027.

三棱 (Sanleng)

SPARGANII RHIZOMA

三棱为黑三棱科植物黑三棱 *Sparganium stoloniferum* Buch.-Ham. 的干燥块茎。冬季至次年春采挖，洗净，削去外皮，晒干。

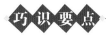

（1）刀削痕
圆锥形，表面有刀削痕。

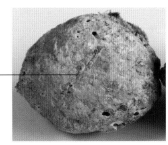

（2）须根痕
须根痕小点状，略呈横向环状排列。

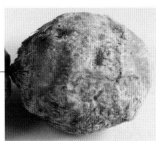

（3）断面
断面有不明显的筋脉小点散在。

（4）气味
气微，味淡，嚼之微有麻辣感。

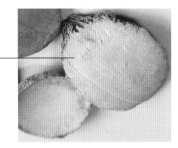

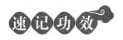

性味归经： 辛、苦，平。归肝、脾经。

功效主治： 破血行气，消积止痛。用于癥瘕痞块，痛经，瘀血经闭，胸痹心痛，食积胀痛。

速记歌诀： 三愣骑行坡斜，触及趾痛。

歌诀详解： 三愣——三棱；骑行坡斜——行气破血；触及趾痛——消积止痛。

药理作用

三棱对心血管系统具有显著的药理活性，主要体现在三棱能抑制血小板聚集、抗血栓、抗动脉粥样硬化及抗脑缺血。此外，三棱还具有抗炎镇痛、抗肿瘤、抗氧化、抗纤维化等药理作用。

· 参考文献 ·

[1] 冯娅茹，张文婷，李二文，等.三棱化学成分及药理作用研究进展 [J].中草药，2017，48（22）：4804-4818.

[2] 谭静，林红强，王亚茹，等.三棱的化学成分、药理作用及临床应用研究进展 [J].特产研究，2018，40（04）：109-113.

三七（Sanqi）

NOTOGINSENG RADIX ET RHIZOMA

三七为五加科植物三七 *Panax notoginseng*（Burk.）F. H. Chen 的干燥根和根茎。秋季花开前采挖，洗净，分开主根、支根及根茎，干燥。支根习称"筋条"，根茎习称"剪口"。

巧识要点

1. 主根

（1）猴头
表面顶端有茎痕，周围有瘤状突起，形似猴头。

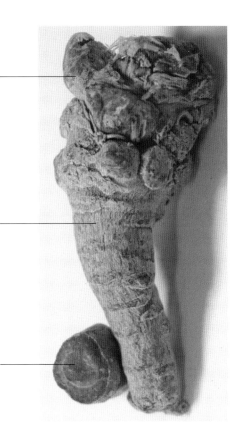

（2）铜皮
药材的外皮呈灰黄色，像金属铜的颜色。

（3）断面
断面灰绿色、黄绿色或灰白色，木部微呈放射状排列。

（4）铁骨

药材内部中心的颜色像铁色，质地坚硬如骨，体重坚实而不易折断，皮肉容易分离。

（5）气味

气微，味苦回甜。

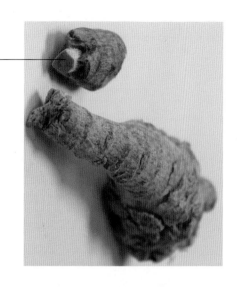

2. 筋条
形状

呈圆柱形或圆锥形。

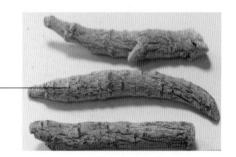

3. 剪口
形状

呈不规则的皱缩块状或条状。

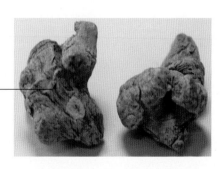

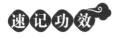

性味归经： 甘、微苦，温。归肝、胃经。

功效主治： 散瘀止血，消肿定痛。用于咯血，吐血，衄血，便血，崩漏，外伤出血，胸腹刺痛，跌仆肿痛。

速记歌诀： 散去外伤治瘀肿。

歌诀详解： 散去——三七；外伤——治疗各种外伤性损伤、出血；治瘀肿——散瘀、消肿定痛。

药理作用

　　三七具有止血、抗血栓形成、抗心律失常、抗心肌缺血、抗脑缺血、扩张血管、降低血压、双向调节糖代谢、抗肿瘤、抗氧化、抗真菌、抗休克、抗炎、镇痛、镇静及强骨等药理作用，还具有促进造血、保肝、延缓衰老、调节免疫、调节中枢神经系统及松弛平滑肌等作用。

三七 S

· 参考文献 ·

[1] Batool S，Gulfraz M，Akram A，et al. Evaluation of antioxidant potential and HPLC based identification of phenolics in Polygonum amplexicaule extract and its fractions [J]. Pak J Pharm Sci，2015，28（2）：431-435.

[2] 张敏，龚慧，周冬初.血三七活性成分和药理作用研究进展 [J].中国医院用药评价与分析，2019，19（12）：1528-1531，1536.

山慈菇（Shancigu）

CREMASTRAE PSEUDOBULBUS PLEIONES PSEUDOBULBUS

　　山慈菇为兰科植物杜鹃兰 *Cremastra appendiculata*（D.Don）Makino、独蒜兰 *Pleione bulbocodioides*（Franch.）Rolfe 或云南独蒜兰 *Pleione yunnanensis* Rolfe 的干燥假鳞茎。前者习称"毛慈菇"，后二者习称"冰球子"。夏、秋二季采挖，除去地上部分及泥沙，分开大小置沸水锅中蒸煮至透心，干燥。

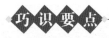 巧识要点

毛慈菇

（1）有环节

表面有纵皱纹或纵沟，中部有2~3条微突起的环节。

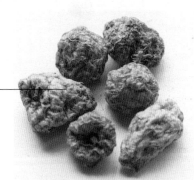

（2）有丝状纤维

节上有鳞片叶干枯腐烂后留下的丝状纤维。

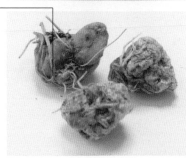

（3）气味

气微，味淡，带黏性。

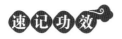

性味归经：甘、微辛，凉。归肝、脾经。

功效主治：清热解毒，化痰散结。用于痈肿疔毒，瘰疬痰核，蛇虫咬伤，癥瘕痞块。

速记歌诀：三姑请姐（到）花坛借伞。

歌诀详解：三姑——山菇；请姐——清热解毒；花坛借伞——化痰散结。

药理作用

　　山慈菇具有显著的抗肿瘤作用，还具有降压、降血脂、抗动脉粥样硬化、抗菌、抗氧化及抗痛风等药理作用。

———————— • 参考文献 • ————————

[1] 司函瑞，司雨，焦玉凤，等.山慈菇化学成分及其药理作用研究进展 [J].辽宁中医药大学学报，2020，22（05）：151-155.

山慈菇

S

山豆根（Shandougen）

SOPHORAE TONKINENSIS RADIX ET RHIZOMA

山豆根为豆科植物越南槐 *Sophora tonkinensis* Gagnep. 的干燥根和根茎。秋季采挖，除去杂质，洗净，干燥。

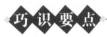
巧识要点

（1）皮孔
表面有不规则的纵皱纹及横长皮孔样突起。

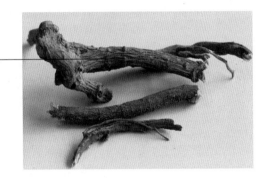

（2）断面
皮部浅棕色，木部淡黄色。

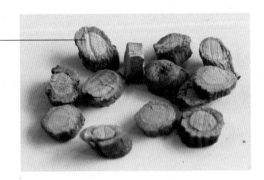

（3）气味
豆腥气，味极苦。

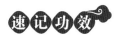

性味归经： 苦，寒；有毒。归肺、胃经。

功效主治： 清热解毒，消肿利咽。用于火毒蕴结，乳蛾喉痹，咽喉肿痛，齿龈肿痛，口舌生疮。

速记歌诀： 口腔齿龈咽喉肿，山豆根来把肿解。

歌诀详解： 口腔齿龈咽喉肿——口舌、齿龈、咽喉部肿痛；肿——消肿利咽；解——清热解毒。

药理作用

　　山豆根具有抗病原微生物、抗炎、解热、镇痛、抗肿瘤、抗心律失常、降血脂、抗氧化、保肝及抑制免疫等作用，并对中枢神经系统与血压有双向调节的作用。山豆根所含黄酮类成分能抑制胃液分泌、抗溃疡。

山豆根 S

・ 参考文献 ・

［1］宁娜，韩建军，郁建生.山豆根生物碱提取工艺研究进展［J］.山东化工，2020，49（04）：77，79.

［2］胡庭俊，程富胜，陈炅然，等.山豆根多糖体外清除自由基作用的研究［J］.中兽医医药杂志，2004（05）：6-8.

［3］何晓艳，周应军，田洪.山豆根化学成分及药理作用研究进展［J］.中南药学，2011，9（07）：525-528.

山奈（Shannai）

KAEMPFERIAE RHIZOMA

山奈为姜科植物山奈 *Kaempferia galanga* L. 的干燥根茎。冬季采挖，洗净，除去须根，切片，晒干。

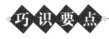

（1）皱皮
外皮浅褐色或黄褐色，皱缩。

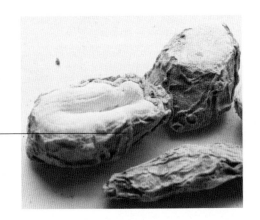

（2）肉鼓凸
断面粉性，中部常鼓凸。

（3）气香
气香特异，味辛辣。

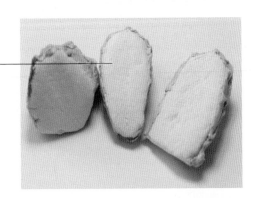

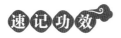

性味归经：辛，温。归胃经。

功效主治：行气温中，消食止痛。用于胸膈胀满，脘腹冷痛，
饮食不消。

速记歌诀：山奶新闻，消失之痛。

歌诀详解：山奶——山奈；新闻——行气温中；消失之痛——
消食止痛。

药理作用

山奈具有调节血糖、改善糖尿病肾病、缓解心肌缺血再灌注损伤、抗动脉粥样硬化、抗氧化、抗光老化、抗炎、杀虫抑菌等药理作用。此外，还具有镇静、抗骨质疏松的作用。

山奈 S

参考文献

[1] 项昭保，平雪丽，屠大伟.山奈的活性成分及在食品工业中应用的研究进展 [J].食品工业科技，2021，42（17）：448–458.

山药（Shanyao）

DIOSCOREAE RHIZOMA

　　山药为薯蓣科植物薯蓣 *Dioscorea opposita* Thunb. 的干燥根茎。冬季茎叶枯萎后采挖，切去根头，洗净，除去外皮和须根，干燥，习称"毛山药"；或除去外皮，趁鲜切厚片，干燥，称为"山药片"；也有选择肥大顺直的干燥山药，置清水中，浸至无干心，闷透，切齐两端，用木板搓成圆柱状，晒干，打光，习称"光山药"。

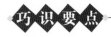

1. 光山药

（1）平齐

圆柱形，两端平齐。

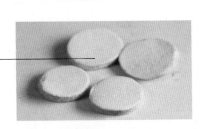

（2）色白

表面光滑，白色或黄白色。

2. 山药片

（1）粉性

切面白色或黄白色，质坚脆，粉性。

（2）气味

味淡、微酸，嚼之发黏。

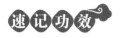

速记功效

性味归经：甘，平。归脾、肺、肾经。

功效主治：补脾养胃，生津益肺，补肾涩精。用于脾虚食少，久泻不止，肺虚喘咳，肾虚遗精，带下，尿频，虚热消渴。麸炒山药补脾健胃。用于脾虚食少，泄泻便溏，白带过多。

速记歌诀：山药今益肺，肾精补脾胃。

歌诀详解：今益肺——生津益肺；肾精——补肾涩精；补脾胃——补脾养胃。

药理作用

　　山药具有显著的降血糖、降血脂、抗氧化、抗衰老、促进胃排空、增强小肠吸收功能、保肝护肾、调节免疫和抗肿瘤等药理作用。

山药 S

■ 参考文献 ■

［1］陈梦雨，刘伟，俞桂新，等．山药化学成分与药理活性研究进展［J］．中医药学报，2020，48（02）：62-66.

［2］赵利新．山药的药理作用及食用价值研究进展［J］．食品安全导刊，2020（03）：90.

［3］王珺，徐俊杰．山药多糖的组成及其药理作用的研究进展［J］．吉林医药学院学报，2018，39（04）：304-306.

［4］董庆海，吴福林，王涵，等．山药的化学成分和药理作用及临床应用研究进展［J］．特产研究，2018，40（04）：98-103.

商陆（Shanglu）

PHYTOLACCAE RADIX

商陆为商陆科植物商陆 *Phytolacca acinosa* Roxb. 或垂序商陆 *Phytolacca americana* L. 的干燥根。秋季至次春采挖，除去须根和泥沙，切成块或片，晒干或阴干。

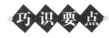

（1）皮孔
表面有明显的横向皮孔及纵沟纹。

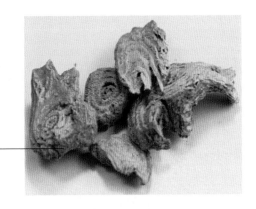

（2）罗盘纹
横切片断面木部隆起形成数个突起的同心性环轮。

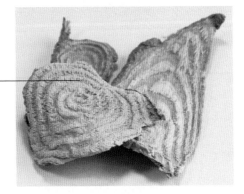

（3）气味
气微，味稍甜，久嚼麻舌。

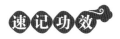

性味归经：苦，寒；有毒。归肺、脾、肾、大肠经。

功效主治：逐水消肿，通利二便；外用解毒散结。用于水肿胀满，二便不通；外治痈肿疮毒。

速记歌诀：商陆消肿通便。

歌诀详解：消肿——逐水消肿；通便——通利二便。

药理作用

　　商陆可改善肾脏、肝脏、呼吸道炎症，还具有改善神经性炎性疾病、乳腺增生、免疫与代谢失常等作用。商陆提取物或有效成分具有显著的利尿泻下、抗菌、抗病毒、抗肿瘤等药理作用。

• 参考文献 •

［1］吕瑞华，冯昭，马添翼，等.商陆的研究进展［J］.中草药，2020，51（18）：4798-4808.

射干（Shegan）

BELAMCANDAE RHIZOMA

射干为鸢尾科植物射干 *Belamcanda chinensis*（L.）DC. 的干燥根茎。春初刚发芽或秋末茎叶枯萎时采挖，除去须根和泥沙，干燥。

巧识要点

（1）结节状

呈不规则结节状，有排列较密的环纹。

（2）根痕

下面有残留细根及根痕。

（3）茎痕

上面有数个圆盘状凹陷的茎痕。

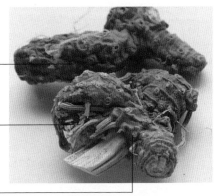

（4）颗粒性

断面黄色，颗粒性。

（5）气味

气微，味苦、微辛。

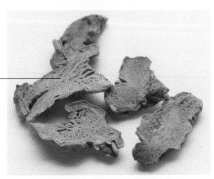

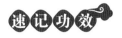速记功效

性味归经：苦，寒。归肺经。

功效主治：清热解毒，消痰，利咽。用于热毒痰火郁结，咽喉肿痛，痰涎壅盛，咳嗽气喘。

速记歌诀：蛇感青姐，笑谈丽颜。

歌诀详解：蛇感——射干；青姐——清（热）解（毒）；笑谈丽颜——消痰，利咽。

药理作用

　　射干具有镇咳平喘、抗炎镇痛、解热、抗菌抗病毒、抑制浅部真菌、抗氧化、保护神经、增强机体特异性和非特异性免疫、调节血糖以及雌激素样等药理作用。

射干 S

● 参考文献 ●

［1］赵金明，秦文艳，齐越，等.射干提取物对小鼠免疫功能的影响 ［J］.实验动物科学，2011，28（03）：11-13.

［2］韦永娜，王伟鹏.射干药理作用的现代研究进展［J］.黑龙江科技信息，2011（19）：22.

［3］展锐，焦正花，王红丽，等.射干的药理作用研究概况［J］.甘肃中医，2011，24（01）：78-80.

升麻（Shengma）

CIMICIFUGAE RHIZOMA

升麻为毛茛科植物大三叶升麻 *Cimicifuga heracleifolia* Kom.、兴安升麻 *Cimicifuga dahurica*（Turcz.）Maxim. 或升麻 *Cimicifuga foetida* L. 的干燥根茎。秋季采挖，除去泥沙，晒至须根干时，燎去或除去须根，晒干。

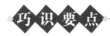

巧 识 要 点

（1）结节状
为不规则的长形块状，多分枝，呈结节状。

（2）网状沟纹
上面有数个圆形空洞状的茎基痕，洞内壁显网状沟纹。

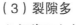

（3）裂隙多
皮部薄，木部有裂隙，纤维性。

（4）气味
气微，味微苦而涩。

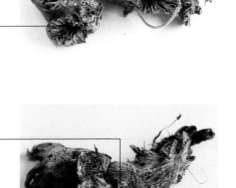

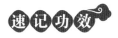速记功效

性味归经：辛、微甘，微寒。归肺、脾、胃、大肠经。

功效主治：发表透疹，清热解毒，升举阳气。用于风热头痛，齿痛、口疮，咽喉肿痛，麻疹不透，阳毒发斑，脱肛，子宫脱垂。

速记歌诀：深马真痒热，头咽口齿痛，脏器往下走。

歌诀详解：深马——升麻；真——透疹；痒——升举阳气；热——清热解毒；头咽口齿痛——头痛、齿痛，口疮，咽喉肿痛；脏器往下走——脱肛、子宫脱垂。

药理作用

升麻S

升麻具有抗炎、抗过敏、抗病毒、抗肿瘤、抗骨质疏松、抗核苷运转、抗氧化、抑制胃肠平滑肌、保肝、抗抑郁、抗疟原虫、保护神经元等药理作用。

· 参考文献 ·

［1］黄广欣，龚苏晓，许浚，等.升麻研究进展及其质量标志物的预测分析［J］.中草药，2020，51（10）：2651-2660.

［2］Meeprom A，Sompong W，Suantawee T，et al.Isoferulic acid prevents methylglyoxal-induced protein glycation and DNA damage by free radical scavenging activity［J］.BMC Compl Altern Med，2015，15（1）：346.

［3］田泽，斯建勇，黄锋，等.兴安升麻地上和地下部分总苷生物活性比较［J］.中药材，2005，28（05）：372-374.

［4］Ou S，Kwok KC.Ferulic acid：Pharmaceutical functions，preparation and applications in foods ［ J ］.Sci Food Agric，2004，84（11）：1261-1269.

［5］Ye L，Hu Z，Du G，et al.Antidepressant-like effects of the extract from Cimicifuga foetida L ［ J ］.J Ethnopharmacol，2012，144（3）：683-691.

［6］Takahira M，Kusano A，Shibano M，et al.Antimalarial activity and nucleosidet ransport inhibitory activity of the triteipenic constituents of Cimicifuga spp ［ J ］.Biol Pharm Bull，1998，21（8）：823-828.

［7］武密山，赵素芝，高维娟，等.升麻苷 H-1 对脑缺血大鼠纹状体氨基酸类神经递质含量的影响［J］.中国病理生理杂志，2016，32（05）：831-835.

石菖蒲（Shichangpu）

ACORI TATARINOWII RHIZOMA

石菖蒲为天南星科植物石菖蒲 *Acorus tatarinowii* Schott 的干燥根茎。秋、冬二季采挖，除去须根和泥沙，晒干。

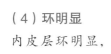

（1）环节明显
表面有疏密不匀的环节。

（2）叶残基
叶痕三角形，左右交互排列，叶残基毛鳞状。

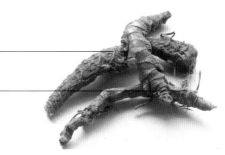

（3）纤维状
断面纤维性。

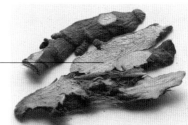

（4）环明显
内皮层环明显，有棕色油细胞。

（5）气香
气芳香，味苦、微辛。

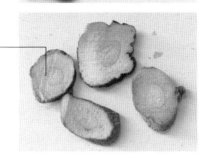

速记功效

性味归经： 辛、苦，温。归心、胃经。

功效主治： 开窍豁痰，醒神益智，化湿开胃。用于神昏癫痫，健忘失眠，耳鸣耳聋，脘痞不饥，噤口下痢。

速记歌诀： 唱铺开坛，化石开胃，形神一致。

歌诀详解： 唱铺——石菖蒲；开坛——开窍豁痰；化石开胃——化湿开胃；形神一致——醒神益智。

药理作用

石菖蒲对中枢神经系统有显著的药理作用，主要体现为抗阿尔茨海默症、抗帕金森症、抗抑郁和镇静催眠等作用。此外，石菖蒲还具有保护心脏、抗心律失常、扩血管、抗凝、抗血栓、降脂、增强免疫、抗氧化、抗肿瘤、抗菌杀虫、抗炎、解痉、抑制胃肠收缩运动以及治疗哮喘等药理作用。

· 参考文献 ·

[1] 李海峰，石若娜，韩文静，等.石菖蒲药理作用及其机制的研究进展[J].时珍国医国药，2016，27（11）：2728-2730.

[2] 杨小金，邓艾平，王奕，等.石菖蒲化学成分及药理作用研究进展[J].内蒙古中医药，2017，36（19）：132-133.

[3] 张晓莹，郭宏伟.石菖蒲药理作用研究进展[J].中国中医药科技，2019，26（02）：320-321.

太子参（Taizishen）

PSEUDOSTELLARIAE RADIX

太子参为石竹科植物孩儿参 *Pseudostellaria heterophylla*（Miq.）Pax ex Pax et Hoffm. 的干燥块根。夏季茎叶大部分枯萎时采挖，洗净，除去须根，置沸水中略烫后晒干或直接晒干。

巧识要点

（1）纺锤形
呈细长纺锤形或细长条形。

（2）须根痕
凹陷处有须根痕。

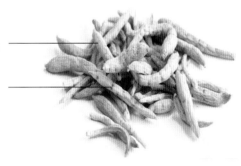

（3）十字状纹理
断面角质样，周边淡黄棕色，中心淡黄白色，有十字形的纹理。

（4）气味
气微，味微甘。

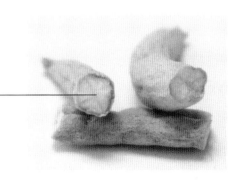

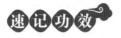

性味归经：甘、微苦，平。归脾、肺经。

功效主治：益气健脾，生津润肺。用于脾虚体倦，食欲不振，病后虚弱，气阴不足，自汗口渴，肺燥干咳。

速记歌诀：太子意见省废。

歌诀详解：太子——太子参；意见——益气健脾；省废——生津润肺。

药理作用

太子参含有环肽、多糖、皂苷、氨基酸等活性成分，具有保护心肌、降血糖血脂、调节免疫、抗疲劳、抗应激、抗肿瘤、抗炎、抗氧化和改善记忆障碍等药理作用。

・ 参考文献 ・

［1］孔钰婷，何丹，安凤平，等．太子参活性成分及利用研究进展［J］．粮食科技与经济，2019，44（10）：110-113.

［2］杨倩，蔡茜茜，林佳铭，等．太子参的生物活性及其在食品工业中的应用［J］．食品工业科技，2021，42（11）：335-341.

巧识本草 速记中药 T

天冬（Tiandong）

ASPARAGI RADIX

天冬为百合科植物天冬 *Asparagus cochinchinensis*（Lour.）Merr. 的干燥块根。秋、冬二季采挖，洗净，除去茎基和须根，置沸水中煮或蒸至透心，趁热除去外皮，洗净，干燥。

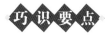

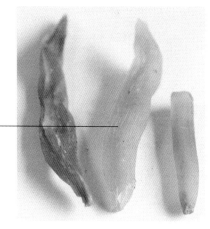

（1）长纺锤形

长 5~18cm，表面黄白色至淡黄棕色，半透明。

（2）细木心

断面角质样，质地黏，皮层厚，中柱明显。

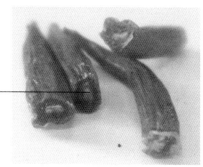

（3）气味

气微，味甜、微苦。

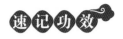

性味归经： 甘、苦，寒。归肺、肾经。

功效主治： 养阴润燥，清肺生津。用于肺燥干咳，顿咳痰黏，腰膝酸痛，骨蒸潮热，内热消渴，热病津伤，咽干口渴，肠燥便秘。

速记歌诀： 田冻润燥养鹰，轻飞省劲。

歌诀详解： 田冻——天冬；润燥养鹰——养阴润燥；轻飞省劲——清肺生津。

药理作用

天冬具有抗衰老、抗肿瘤、抗炎镇痛、抗氧化、保护神经、抗菌、降血糖、扩张血管、降血压、增强心肌收缩力、抗溃疡、抗腹泻、调节免疫以及镇咳平喘等药理作用。

· 参考文献 ·

[1] 宫兆燕，张君利．天冬活性化合物的提取及其药理活性研究进展 [J]．医学综述，2018，24（24）：4938–4942．

[2] 吴俊杰．中药天冬研究概况 [J]．实用中医内科杂志，2012，26（09）：78–79．

[3] 李武，倪敏．药用植物天门冬的药理活性研究进展 [J]．农技服务，2017，34（06）：3–4．

天花粉（Tianhuafen）

TRICHOSANTHIS RADIX

天花粉为葫芦科植物栝楼 *Trichosanthes kirilowii* Maxim. 或双边栝楼 *Trichosanthes rosthornii* Harms 的干燥根。秋、冬二季采挖，洗净，除去外皮，切段或纵剖成瓣，干燥。

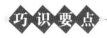

（1）表面特征
黄白色或淡棕黄色，有纵皱纹、细根痕及略凹陷的横长皮孔。

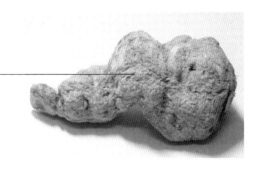

（2）筋脉点
断面白色或淡黄色，富粉性，黄色木质部略呈放射状排列。

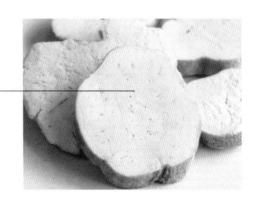

（3）气味
气微，味微苦。

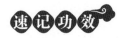

性味归经： 甘、微苦，微寒。归肺、胃经。

功效主治： 清热泻火，生津止渴，消肿排脓。用于热病烦渴，
肺热燥咳，内热消渴，疮疡肿毒。

速记歌诀： 添化肥（能）生劲（还）消火。

歌诀详解： 添化肥——天花粉；生劲——生津止渴；消——消
肿排脓；火——清热泻火。

药理作用

天花粉具有降血糖、抗肿瘤、抗炎、抑菌、抗病毒、抗凝
血、降低血小板含量及终止妊娠等多种药理作用。

————————————— • 参考文献 • —————————————

［1］张静，姚东云，刘清涛，等.祁天花粉化学成分及药理作用研究
［J］.科技视界，2014（01）：33，7.

天葵子（Tiankuizi）

SEMIAQUILEGIAE RADIX

天葵子为毛茛科植物天葵 *Semiaquilegia adoxoides*（DC.）Makino 的干燥块根。夏初采挖，洗净，干燥，除去须根。

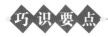

（1）色深
表面暗褐色至灰黑色，具不规则的皱纹及须根或须根痕。

（2）鳞片
外被数层黄褐色鞘状鳞片。

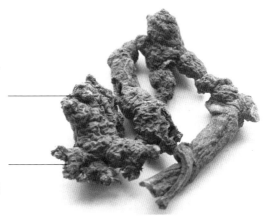

（3）色浅
断面木部黄白色或黄棕色，略呈放射状。

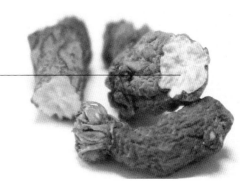

（4）气味
气微，味甘、微苦辛。

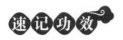

性味归经：甘、苦，寒。归肝、胃经。

功效主治：清热解毒，消肿散结。用于痈肿疔疮，乳痈，瘰疬，蛇虫咬伤。

速记歌诀：天葵清洁，肿结净。

歌诀详解：清洁——清热解毒；肿结净——消肿散结。

药理作用

天葵子具有抑菌、抗炎、抗癌、抗氧化、降血糖、缓解糖尿病并发症、降血脂、抗凝血以及调节机体免疫功能等药理作用。

· 参考文献 ·

［1］徐冉，肖海涛，王建塔，等.天葵化学成分及其药理作用研究进展［J］.天然产物研究与开发，2014，26（07）：1154-1159，1092.

［2］武飞，梁冰.中药天葵药理作用研究进展［J］.贵阳医学院学报，2015，40（07）：665-668.

天麻（Tianma）

GASTRODIAE RHIZOMA

天麻为兰科植物天麻 *Gastrodia elata* Bl. 的干燥块茎。立冬后至次年清明前采挖，立即洗净，蒸透，敞开低温干燥。

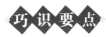

（1）点环纹

有纵皱纹及由潜伏芽排列而成的横环纹多轮。

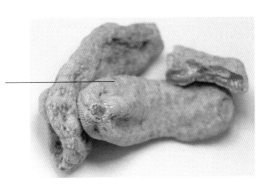

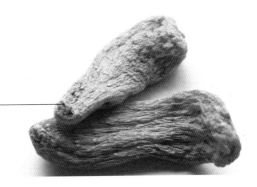

（2）鹦哥嘴或红小瓣

顶端有红棕色至深棕色鹦嘴状的芽或残留茎基。

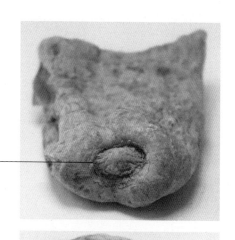

（3）肚脐疤

另一端有圆脐形疤痕。

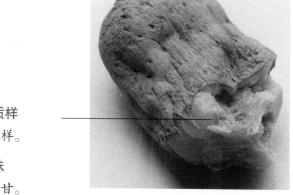

（4）角质样

断面角质样。

（5）气味

气微，味甘。

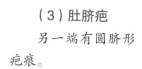

性味归经：甘，平。归肝经。

功效主治：息风止痉，平抑肝阳，祛风通络。用于小儿惊风，癫痫抽搐，破伤风，头痛眩晕，手足不遂，肢体麻木，风湿痹痛。

速记歌诀：天马吸风，径直拼赶驱通（人群）。

歌诀详解：天马——天麻；吸风——息风；径直拼赶驱通（人群）——止痉，平抑肝阳，祛风通络。

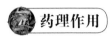 **药理作用**

  天麻对中枢神经系统和心血管系统具有显著的药理作用。对于中枢神经系统，天麻具有镇静催眠、抗惊厥、抗晕眩和镇痛的作用；对于心血管系统，天麻具有保护心肌细胞、降压及抗血栓等作用。此外，天麻还具有增强免疫力、保护脑细胞、改善记忆力、延缓衰老以及抗炎等药理作用。

------ • 参考文献 • ------

［1］郭莲，宋娜丽，万春平.天麻的鉴定与药理活性研究进展［J］.云南中医中药杂志，2019，40（07）：76-78.

［2］许廷生，陆龙存，黄子冬.天麻有效成分的药理作用分析与临床应用研究进展［J］.中医临床研究，2020，12（21）：133-135.

天
麻

Ｔ

天南星（Tiannanxing）

ARISAEMATIS RHIZOMA

天南星为天南星科植物天南星 *Arisaema erubescens*（Wall.）Schott、异叶天南星 *Arisaema heterophyllum* Bl. 或东北天南星 *Arisaema amurense* Maxim. 的干燥块茎。秋、冬二季茎叶枯萎时采挖，除去须根及外皮，干燥。天南星的炮制加工品为"制天南星"；制天南星的细粉与牛、羊或猪胆汁经加工，或生天南星细粉与牛、羊或猪胆汁经发酵加工为"胆南星"。

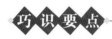

巧识要点

1. 天南星
（1）形状
扁球形。
（2）麻点
顶端有凹陷的茎痕及麻点状根痕。

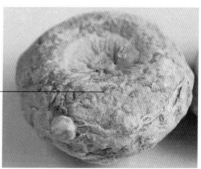

2. 制天南星
肾形片
类圆形或不规则形的薄片，断面角质状。

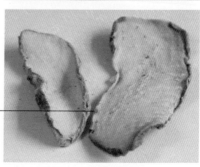

3.胆南星

（1）形状

方块状或圆柱状。

（2）色深

棕黄色、灰棕色或棕
黑色。

（3）气腥

气微腥，味苦。

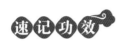

速记功效

天南星

性味归经：苦、辛，温；有毒。归肺、肝、脾经。

功效主治：散结消肿。外用治痈肿，蛇虫咬伤。

速记歌诀：南星肿结净。

歌诀详解：南星——天南星；肿结净——消肿散结。

制天南星

性味归经：苦、辛，温；有毒。归肺、肝、脾经。

功效主治：燥湿化痰，祛风止痉，散结消肿。用于顽痰咳嗽，
风痰眩晕，中风痰壅，口眼㖞斜，半身不遂，癫痫，
惊风，破伤风；外用治痈肿，蛇虫咬伤。

胆南星

性味归经：苦、微辛，凉。归肺、肝、脾经。

功效主治：清热化痰，息风定惊。用于痰热咳嗽，咯痰黄稠，
中风痰迷，癫狂惊痫。

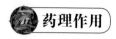 **药理作用**

天南星具有抗肿瘤、抗惊厥、抗心律失常、抗氧化、抗凝血、抗菌、抗炎、祛痰、镇静镇痛等作用，镇静和镇痛作用在炮制后会减弱。此外，天南星还可治疗糖尿病周围神经病变等。

· 参考文献 ·

［1］陶荟竹，杨绍杰.天南星的化学成分与药理作用研究综述［J］.黑龙江生态工程职业学院学报，2014，27（06）：31-32.

［2］李春娜，刘洋洋，李朋收，等.东北天南星化学成分及药理作用［J］.吉林中医药，2015，35（03）：293-296.

土茯苓（Tufuling）

SMILACIS GLABRAE RHIZOMA

土茯苓为百合科植物光叶菝葜 *Smilax glabra* Roxb. 的干燥根茎。夏、秋二季采挖，除去须根，洗净，干燥；或趁鲜切成薄片，干燥。

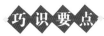

（1）凹凸不平
表面黄棕色或灰褐色，凹凸不平。

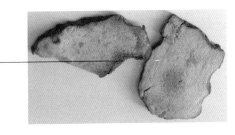

（2）手摸涩
折断时有粉尘飞扬，手摸干涩，以水湿润后有黏滑感。

（3）小亮点
切面类白色至淡红棕色，可见点状或纵向分布的维管束及多数小亮点。

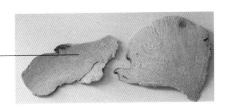

（4）气味
气微，味微甘、涩。

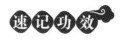

性味归经：甘、淡，平。归肝、胃经。

功效主治：解毒，除湿，通利关节。用于梅毒及汞中毒所致的肢体拘挛，筋骨疼痛；湿热淋浊，带下，痈肿，瘰疬，疥癣。

速记歌诀：屠夫通关，毒湿解。

歌诀详解：屠夫——土茯苓；通关——通利关节；毒湿解——解毒，除湿。

药理作用

土茯苓对缺血导致的脑和心肌损伤具有显著的保护作用；土茯苓还具有 β–受体阻滞样作用和抗动脉粥样硬化的作用。此外，土茯苓还具有保肝、利尿、抗菌解毒、抗癌、镇痛、抗胃溃疡以及细胞免疫抑制作用，但对体液免疫无抑制作用。

• 参考文献 •

［1］刘广省.土茯苓的药理研究进展［J］.中药材，2001，24（08）：615–616.

［2］王建平，张海燕，傅旭春.土茯苓的化学成分和药理作用研究进展［J］.海峡药学，2013，25（01）：42–44.

［3］熊常初，龙利.土茯苓现代药理作用浅谈［J］.国医论坛，2012，27（05）：38–39.

威灵仙（Weilingxian）

CLEMATIDIS RADIX ET RHIZOMA

威灵仙为毛茛科植物威灵仙 *Clematis chinensis* Osbeck、棉团铁线莲 *Clematis hexapetala* Pall. 或东北铁线莲 *Clematis manshurica* Rupr. 的干燥根和根茎。秋季采挖，除去泥沙，晒干。

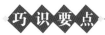 巧识要点

1. 威灵仙
（1）色黑
表面黑褐色，有细纵纹。
（2）露心
有的皮部脱落，露出黄白色木部，略呈方形。
（3）味淡
气微，味淡。

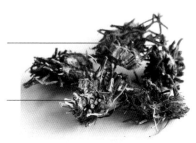

2. 棉团铁线莲
（1）木部圆形
表面棕褐色至棕黑色，木部呈圆形。
（2）味咸
气微，味咸。

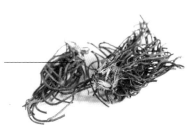

3. 东北铁线莲
（1）木部圆形
表面棕黑色，木部近圆形。
（2）味辛辣
气微，味辛辣。

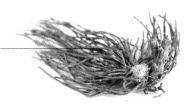

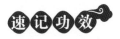

性味归经： 辛、咸，温。归膀胱经。

功效主治： 祛风湿，通经络。用于风湿痹痛，肢体麻木，筋脉拘挛，屈伸不利。

速记歌诀： 威灵仙，祛风通络，能活动。

歌诀详解： 祛风通络——祛风湿、通经络；能活动——使肢体活动、屈伸正常。

药理作用

　　威灵仙具有抗纤维化、抗菌、降低尿酸、抗氧化、降血压、降血糖、免疫抑制、利胆、镇痛抗炎、抗肿瘤、利尿及松弛平滑肌等药理作用。此外，威灵仙还有美白的作用。

=========== 参考文献 ===========

［1］向虹，琚坚.威灵仙对实验性肝纤维化的干预作用［J］.中国中西医结合消化杂志，2014，22（07）：377–380.

［2］罗奎元，强宇靖，高慧琴.威灵仙化学成分及药理作用研究进展［J］.甘肃中医学院学报，2015，32（05）：60–63.

［3］仲少敏，吴艳，汪科，等.威灵仙等4种中药抑制黑素生成作用的机制研究［J］.临床皮肤科杂志，2006，35（11）：701–704.

乌药（Wuyao）

LINDERAE RADIX

乌药为樟科植物乌药 *Lindera aggregata*（Sims）Kos-term. 的干燥块根。全年均可采挖，除去细根，洗净，趁鲜切片，晒干，或直接晒干。

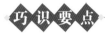

（1）乌药珠

呈纺锤形，有的中部收缩成连珠状。

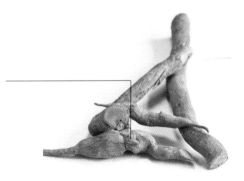

（2）环纹

断面有放射状纹理和年轮状环纹。

（3）黑心

断面中心颜色较深。

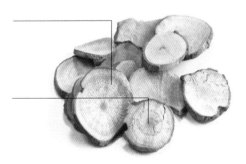

（4）气香

气香，味微苦、辛，有清凉感。

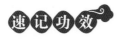

性味归经： 辛，温。归肺、脾、肾、膀胱经。

功效主治： 行气止痛，温肾散寒。用于寒凝气滞，胸腹胀痛，气逆喘急，膀胱虚冷，遗尿尿频，疝气疼痛，经寒腹痛。

速记歌诀： 乌药气痛温肾寒。

歌诀详解： 气痛——行气止痛；温肾寒——温肾散寒。

药理作用

乌药具有抗炎、镇痛、抗风湿、抗氧化、抗肿瘤、抗菌、抗疲劳、保护肝脏、保护心血管等药理作用，对胃肠道平滑肌有兴奋和抑制的双向调节作用，能促进消化液的分泌，修复胃肠黏膜结构、抑制溃疡、保护小肠细胞。乌药挥发油内服能兴奋大脑皮层，促进呼吸，兴奋心肌，加速血液循环，升高血压及发汗；外涂能使局部血管扩张，血液循环加速，缓和肌肉痉挛疼痛。

———————————— • 参考文献 • ————————————

［1］陈方亮，余翠琴．乌药的药理研究概况［J］．海峡药学，2011，23（12）：44-46.

［2］马留学，刘伟国，邹忠东，等．乌药、大黄对重症急性胰腺炎大鼠肠屏障功能的影响［J］．中外医学研究，2019，17（13）：1-4.

西洋参（Xiyangshen）

PANACIS QUINQUEFOLII RADIX

西洋参为五加科植物西洋参 *Panax quinquefolium* L. 的干燥根。均系栽培品，秋季采挖，洗净，晒干或低温干燥。

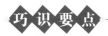

（1）横向环纹
表面可见横向环纹及线形皮孔状突起。

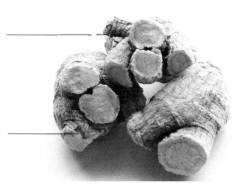

（2）有侧根
主根中下部有一至数条侧根，多已折断。

（3）点状树脂道
断面平坦，皮部可见黄棕色点状树脂道，形成层环纹棕黄色。

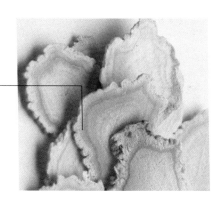

（4）气味
气微而特异，先苦后甜。

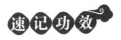

性味归经：甘、微苦，凉。归心、肺、肾经。

功效主治：补气养阴，清热生津。用于气虚阴亏，虚热烦倦，咳喘痰血，内热消渴，口燥咽干。

速记歌诀：西洋参补气生津。

歌诀详解：补气——补气养阴；生津——清热生津。

药理作用

　　西洋参具有抗癌、降糖、抗氧化及抗衰老等药理作用；在中枢神经系统方面，具有镇静、抗惊厥、改善记忆力、抗疲劳、神经保护等作用；在心血管系统方面，具有抗心律失常、抗心肌缺血、抗心肌细胞氧化性损伤、强化心肌收缩力、抑制血小板聚集、预防动脉硬化、提高耐缺氧能力、调节血压等作用；在免疫系统方面，提高机体免疫功能、增强巨噬细胞的吞噬作用。

• **参考文献** •

［1］Li D，Ren JW，Zhang T，et al.Anti-fatigue effects of small-molecule oligopeptides isolated from Panax quinquefolium L. in mice［J］.Food Funct，2018，9（8）：4266-4273.

［2］韩飞，彭珍，周志渝，等.功效性分类中药对提高机体免疫功能的研究进展［J］.中草药，2016，47（14）：2549-2555.

［3］钟运香，袁娇，刘丰惠，等.西洋参化学成分、药理作用及质量控制研究进展［J］.中国中医药现代远程教育，2020，18（07）：130-133.

细辛（Xixin）

ASARI RADIX ET RHIZOMA

细辛为马兜铃科植物北细辛 *Asarum heterotropoides* Fr. Schmidt var. *mandshuricum*（Maxim.）Kitag.、汉城细辛 *Asarum sieboldii* Miq. var. *seou1ense* Nakai 或 华 细 辛 *Asarum sieboldii* Miq. 的干燥根和根茎。前二种习称"辽细辛"。夏季果熟期或初秋采挖，除净地上部分和泥沙，阴干。

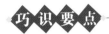

1. 北细辛

（1）成团

常卷曲成团。

（2）根茎

横生呈不规则圆柱状，具短分枝，直径 0.2~0.4cm；节间长 0.2~0.3cm。

（3）根

细长，密生节上，直径 0.1cm。

（4）气辛香

气辛香，味辛辣、麻舌。

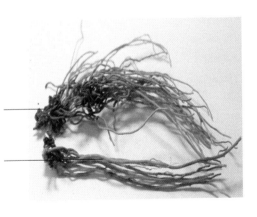

2. 汉城细辛

根茎

根茎直径 0.1~0.5cm；节间长 0.1~1cm。

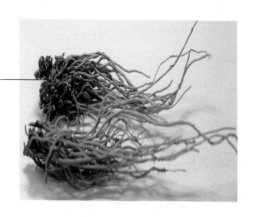

3. 华细辛

（1）根茎

根茎直径 0.1~0.2cm；节间长 0.2~1cm。

（2）气味

气味较弱。

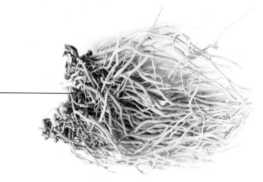

速记功效

性味归经：辛，温。归心、肺、肾经。

功效主治：解表散寒，祛风止痛，通窍，温肺化饮。用于风寒感冒，头痛，牙痛，鼻塞流涕，鼻衄，鼻渊，风湿痹痛，痰饮喘咳。

速记歌诀：祛风痛通鼻窍，温肺饮散表寒。

歌诀详解：祛风痛通鼻窍——祛风止痛，通窍；温肺饮散表寒——温肺化饮，解表散寒。

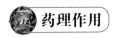 **药理作用**

　　细辛具有强心、抗心律失常、抗心脑缺血、降血压、镇静、解热镇痛、局部麻醉、抗炎、抗变态反应、止咳、松弛支气管平滑肌而平喘、松弛子宫与胃肠平滑肌、抗菌、抗病毒、抗氧化、抗抑郁、抑制癌细胞等药理作用。

· 参考文献 ·

[1] 吴昊，温晓茵，颜鹏，等 . 细辛的化学成分及药理作用研究进展 [J] . 中国实验方剂学杂志，2021，27（04）：186-195.

细辛

Ⅹ

夏天无（Xiatianwu）

CORYDALIS DECUMBENTIS RHIZOMA

夏天无为罂粟科植物伏生紫堇 *Corydalis decumbens* （Thunb.）Pers. 的干燥块茎。春季或初夏出苗后采挖，除去茎、叶及须根，洗净，干燥。

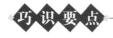

（1）瘤状突起

表面有瘤状突起和不明显的细皱纹。

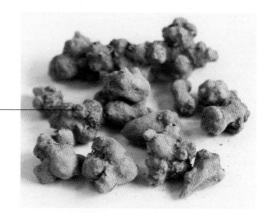

（2）断面

断面黄白色或黄色，颗粒状或角质样，有的略带粉性。

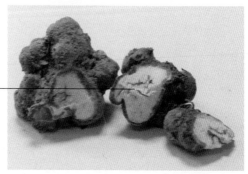

（3）气味

气微，味苦。

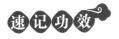

性味归经： 苦、微辛，温。归肝经。

功效主治： 活血止痛，舒筋活络，祛风除湿。用于中风偏瘫，头痛，跌仆损伤，风湿痹痛，腰腿疼痛。

速记歌诀： （夏天无）禁止风湿，头伤必要腿痛。

歌诀详解： 禁——舒筋活络；止——活血止痛；风湿——祛风除湿；头——头痛；伤——跌仆损伤；必——痹痛；要腿痛——腰腿疼痛。

药理作用

　　夏天无具有扩张脑血管和下肢血管的作用，能松弛主动脉与睫状肌，还具有抗疟、保肝、抗心律失常、抗血小板聚集、镇痛抗炎等药理作用。此外，夏天无能抑制突触体及囊泡摄取多巴胺、防治血管性痴呆以及改善学习记忆功能。

• 参考文献 •

［1］张志祖，晓南，曾靖.夏天无生物碱的抗心律失常作用［J］.赣南医学院学报，1997，17（01）：10-12.

［2］周巧霞，顾振纶.夏天无的实验研究和临床应用进展［J］.中国野生植物资源，2004（03）：4-6，10.

［3］张惠琴，张毅，周丽雅，等.夏天无总碱对血管性痴呆大鼠海马神经元凋亡及认知功能的影响［J］.郑州大学学报（医学版），2019，54（03）：449-453.

仙茅（Xianmao）

CURCULIGINIS RHIZOMA

仙茅为石蒜科植物仙茅 *Curculigo orchioides* Gaertn. 的干燥根茎。秋、冬二季采挖，除去根头和须根，洗净，干燥。

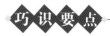

（1）粗糙
表面棕色至褐色，粗糙，有细孔状的须根痕和横皱纹。

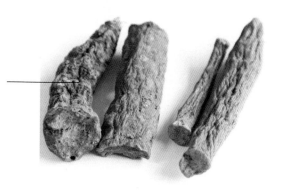

（2）中心色深
断面灰白色至棕褐色，近中心颜色较深，有筋脉点散在。

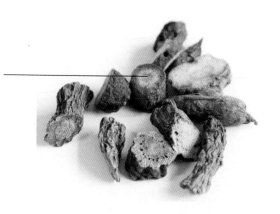

（3）气味
气微香，味微苦、辛。

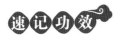

性味归经：辛，热；有毒。归肾、肝、脾经。

功效主治：补肾阳，强筋骨，祛寒湿。用于阳痿精冷，筋骨痿
软，腰膝冷痛，阳虚冷泻。

速记歌诀：仙猫强劲鼓，卟声扬，驱悍狮。

歌诀详解：仙猫——仙茅；强劲鼓——强筋骨；卟声扬——补
肾阳；驱悍狮——祛寒湿。

药理作用

仙茅具有抗氧化、调节免疫、抗骨质疏松、改善性功能、
保肝以及保护神经等药理作用。

—————————— ▪ 参考文献 ▪ ——————————

[1]周芳，姚萌，吴倩，等.仙茅的化学成分和药理活性研究进展［J］.
中草药，2020，51（08）：2238–2247.

仙茅

X

香附（Xiangfu）

CYPERI RHIZOMA

香附为莎草科植物莎草 *Cyperus rotundus* L. 的干燥根茎。秋季采挖，燎去毛须，置沸水中略煮或蒸透后晒干，或燎后直接晒干。

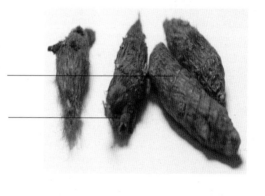

巧识要点

（1）环节隆起

多呈纺锤形，表面有 6~10 个略隆起的环节。

（2）残留毛须

节上有未除净的棕色毛须和须根断痕。

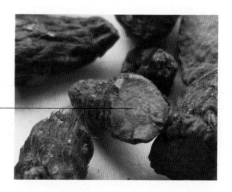

（3）中柱色深

内皮层环纹明显，中柱色较深。

（4）气味

气香，味微苦。

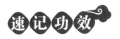

性味归经： 辛、微苦、微甘，平。归肝、脾、三焦经。

功效主治： 疏肝解郁，理气宽中，调经止痛。用于肝郁气滞，
胸胁胀痛，疝气疼痛，乳房胀痛，脾胃气滞，脘腹
痞闷，胀满疼痛，月经不调，经闭痛经。

速记歌诀： 享福熟鱼，宽鲤调汁。

歌诀详解： 享福——香附；熟鱼——疏肝解郁；宽鲤调汁——
宽中理气，调经止痛。

药理作用

　　香附具有镇静、降血糖血脂、抗炎抗菌、抗肿瘤、抗凝、
降血压、强心、抑制中枢、抗胃溃疡、增强胃肠动力、促进小
肠平滑肌细胞增殖、利胆保肝、解热、镇痛及雌激素样等药理
作用。此外，香附还能舒张子宫、胃肠及支气管平滑肌。

香附
X

▪ 参考文献 ▪

［1］胡栋宝，陆卓东，伍贤学.中药香附子化学成分及药理活性研究进展
　　［J］.时珍国医国药，2017，28（02）：430-432.

［2］陈志坚，胡璇，刘国道.香附的化学成分及药理作用研究进展［J］.
　　安徽农业科学，2017，45（36）：113-115.

［3］潘少斌，孔娜，李静，等.香附化学成分及药理作用研究进展［J］.
　　中国现代中药，2019，21（10）：1429-1434.

薤白（Xiebai）

ALLII MACROSTEMONIS BULBUS

薤白为百合科植物小根蒜 *Allium macrostemon* Bge. 或薤 *Allium chinense* G. Don 的干燥鳞茎。夏、秋二季采挖，洗净，除去须根，蒸透或置沸水中烫透，晒干。

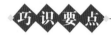

（1）卵圆形

不规则卵圆形，底部有突起的鳞茎盘。

（2）鳞片包被

表面皱缩，半透明，有类白色膜质鳞片包被。

（3）蒜臭

有蒜臭，味微辣。

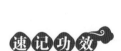

性味归经： 辛、苦，温。归心、肺、胃、大肠经。

功效主治： 通阳散结，行气导滞。用于胸痹心痛，脘腹痞满胀痛，泻痢后重。

速记歌诀： 蝎败骑行道直，同样散劫。

歌诀详解：蝎败——薤白；骑行道直——行气导滞；同样散劫——通阳散结。

药理作用

薤白具有保护心肌、降脂、抗血小板聚集、扩张血管、抑制血凝、抗血栓、抗肿瘤、抗氧化、抗菌、抑制肝药酶、抗忧郁、解痉平喘及调节免疫等多种药理作用。

参考文献

[1] 盛华刚.薤白的化学成分和药理作用研究进展 [J].药学研究，2013，32（01）：42-44.

[2] 王苗，张荣榕，马馨桐，等.中药薤白药食同源功效探析 [J].亚太传统医药，2020，16（06）：195-201.

[3] 乔凤仙，蔡皓，裴科，等.中药薤白的研究进展 [J].世界中医药，2016，11（06）：1137-1140.

[4] 农彩丽，吕淑娟，韦锦斌.薤白药用价值的研究进展 [J].中国现代中药，2012，14（11）：21-24.

薤白

X

徐长卿（Xuchangqing）

CYNANCHI PANICULATI RADIX ET RHIZOMA

徐长卿为萝藦科植物徐长卿 *Cynanchum paniculatum*（Bge.）Kitag. 的干燥根和根茎。秋季采挖，除去杂质，阴干。

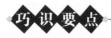

（1）有盘节
根茎呈不规则柱状，有盘节。

（2）根
根茎节处周围着生多数根，呈细长圆柱形，弯曲。

（3）根与根茎
根与根茎粗细相近。

（4）木部细小
断面粉性，皮部类白色或黄白色，形成层环淡棕色，木部细小。

（5）气香
气香，味微辛凉。

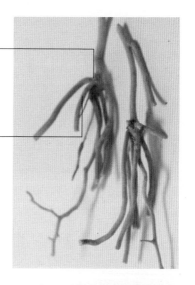

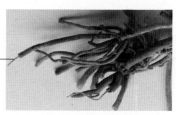

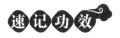

性味归经： 辛，温。归肝、胃经。

功效主治： 祛风，化湿，止痛，止痒。用于风湿痹痛，胃痛胀
满，牙痛，腰痛，跌仆伤痛，风疹，湿疹。

速记歌诀： 徐长卿祛风湿，止痛痒。

歌诀详解： 祛风湿——祛风、化湿；止痛痒——止痛、止痒。

药理作用

　　徐长卿具有抗病毒、抗炎、抗肿瘤、抗过敏、镇静镇痛、
抗血小板聚集等药理作用，还能调节免疫、增加冠脉血流量、
改善心肌代谢从而缓解心肌缺血。

徐长卿

X

─────────── · 参考文献 · ───────────

［1］朱世权，蔡文秀，薛玲，等.徐长卿多糖的分离纯化及其抗辐射和升
高白细胞的作用［J］.中草药，2010，41（01）：103-106.

［2］姜雪，孙淼凤，任俊洁，等.徐长卿药理作用及临床应用研究进展
［J］.化工时刊，2017，31（06）：37-40.

续断（Xuduan）

DIPSACI RADIX

续断为川续断科植物川续断 *Dipsacus asper* Wall. ex Henry 的干燥根。秋季采挖，除去根头和须根，用微火烘至半干，堆置"发汗"至内部变绿色时，再烘干。

巧识要点

（1）沟纹
表面灰褐色或黄褐色，有扭曲的纵皱及沟纹。

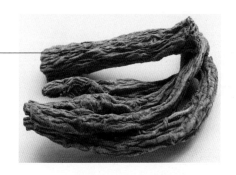

（2）斑痕
可见横裂的皮孔样斑痕。

（3）皮部墨绿色
皮部墨绿色或棕色，木部黄褐色，导管束放射状排列。

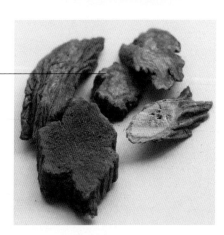

（4）气味
气微香，味苦、微甜而后涩。

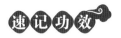速记功效

性味归经： 苦、辛，微温。归肝、肾经。

功效主治： 补肝肾，强筋骨，续折伤，止崩漏。用于肝肾不足，
腰膝酸软，风湿痹痛，跌仆损伤，筋伤骨折，崩漏，
胎漏。酒续断多用于风湿痹痛，跌仆损伤，筋伤骨
折。盐续断多用于腰膝酸软。

速记歌诀： 折崩肝筋选续断。

歌诀详解： 折——续折伤；崩——止崩漏；肝——补肝肾；
筋——强筋骨。

药理作用

　　续断具有抗维生素 E 缺乏症、促进成骨细胞增殖、促进骨
折的愈合和修复、抗骨质疏松、促进组织再生、抗炎抗菌、镇
痛、抗衰老、止血以及调节免疫等药理作用。

续断 X

· 参考文献 ·

［1］何恩惠.续断的药理分析与中药配伍［J］.世界最新医学信息文摘，
　　2015，15（66）：251.

［2］陈旭，张先洪，陆兔林.炮制对续断药理作用影响［J］.中成药，
　　2001（11）：21-23.

［3］刘二伟，吴帅，樊官伟.川续断化学成分及药理作用研究进展［J］.
　　中华中医药学刊，2010，28（07）：1421-1423.

玄参（Xuanshen）

SCROPHULARIAE RADIX

玄参为玄参科植物玄参 *Scrophularia ningpoensis* Hemsl. 的干燥根。冬季茎叶枯萎时采挖，除去根茎、幼芽、须根及泥沙，晒或烘至半干，堆放 3~6 天，反复数次至干燥。

巧识要点

（1）似羊角状

中间略粗或上粗下细，有的微弯曲似羊角状。

（2）皮孔突起

表面灰黄色，有横长皮孔样突起及须根痕。

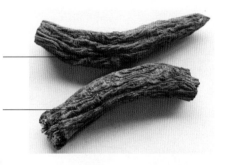

（3）黑亮

断面黑色，微有光泽，偶见白色心。

（4）焦糖气

气特异似焦糖，味甘、微苦。

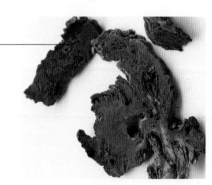

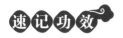

性味归经： 甘、苦、咸，微寒。归肺、胃、肾经。

功效主治： 清热凉血，滋阴降火，解毒散结。用于热入营血，温毒发斑，热病伤阴，舌绛烦渴，津伤便秘，骨蒸劳嗽，目赤，咽痛，白喉，瘰疬，痈肿疮毒。

速记歌诀： 玄参毒散阴凉。

歌诀详解： 毒——解毒；散——散结；阴——滋阴降火；凉——清热凉血。

药理作用

玄参具有显著的心血管保护作用，玄参提取物具有扩张血管、降血压、抗心肌纤维化、抗心肌细胞损伤、抗血小板聚集等药理作用。此外，玄参还具有抗疲劳、抗菌抗炎、镇痛、抗氧化、保肝、降血糖、改善高尿酸血症以及增强免疫等作用。

• 参考文献 •

［1］张召强，李明.玄参的化学成分及药理作用的研究进展［J］.中国医药指南，2013，11（26）：49-51.

［2］卢芳，于卉，张宁，等.玄参保护心血管系统的药理作用研究进展［J］.中国药房，2016，27（22）：3148-3150.

［3］李翎熙，陈迪路，周小江.玄参化学成分、药理活性研究进展及其质量标志物分析预测［J］.中成药，2020，42（09）：2417-2426.

延胡索（Yanhusuo）

CORYDALIS RHIZOMA

延胡索为罂粟科植物延胡索 *Corydalis yanhusuo* W. T. Wang 的干燥块茎。夏初茎叶枯萎时采挖，除去须根，洗净，置沸水中煮或蒸至恰无白心时，取出，晒干。

巧识要点

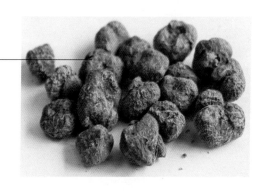

（1）扁球形
不规则扁球形，有不规则网状皱纹。

（2）有茎痕
顶端有略凹陷的茎痕。

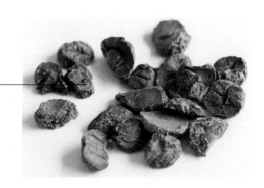

（3）蜡质样
断面角质样，有蜡样光泽。

（4）气味
气微，味苦。

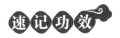速记功效

性味归经：辛、苦，温。归肝、脾经。

功效主治：活血，行气，止痛。用于胸胁、脘腹疼痛，胸痹心痛，经闭痛经，产后瘀阻，跌仆肿痛。

速记歌诀：延胡索，行气血，止疼痛。

歌诀详解：行气血——活血，行气；止疼痛——止痛。

药理作用

延胡索具有镇痛、镇静催眠、扩张冠状动脉、抑制血小板聚集、改善微循环、降压、抗心律失常、抑制胃酸分泌、抗溃疡、抗肿瘤的药理作用，对动物的垂体-肾上腺系统起兴奋作用。

延胡索 Y

● 参考文献 ●

［1］尚坤，李敬文，常美月，等.延胡索药理作用研究［J］.吉林中医药，2019，39（01）：108–110.

［2］关秀锋，王锐，曲秀芬，等.延胡索的化学成分与药理作用研究进展［J］.化学工程师，2020，34（03）：57–60.

银柴胡（Yinchaihu）

STELLARIAE RADIX

银柴胡为石竹科植物银柴胡 *Stellaria dichotoma* L.var. *lanceolata* Bge. 的干燥根。春、夏间植株萌发或秋后茎叶枯萎时采挖；栽培品于种植后第三年9月中旬或第四年4月中旬采挖，除去残茎、须根及泥沙，晒干。

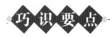

（1）珍珠盘
根头部有密集的呈疣状突起的芽苞或茎痕。

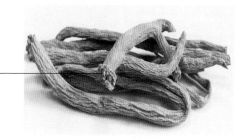

（2）皮薄
皮部甚薄，木部有黄、白色相间的放射状纹理。

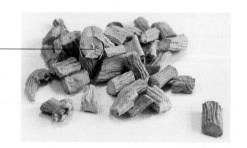

（3）气味
气微，味甘。

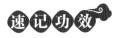速记功效

性味归经：甘，微寒。归肝、胃经。

功效主治：清虚热，除疳热。用于阴虚发热，骨蒸劳热，小儿疳热。

速记歌诀：银柴胡，除两热。

歌诀详解：一热——虚热；二热——疳热。

药理作用

银柴胡具有解热抗炎、抗过敏、抗癌、促进血管舒张等药理作用，能降低主动脉类脂质含量以抗动脉粥样硬化。此外，银柴胡还具有杀精作用。

银柴胡

Y

───── • 参考文献 • ─────

［1］李振凯，宋乐，雷燕，等.银柴胡生物学、化学成分及药理作用研究
　　进展［J］.南京中医药大学学报，2020，36（01）：136–140.

玉竹（Yuzhu）

POLYGONATI ODORATI RHIZOMA

　　玉竹为百合科植物玉竹 *Polygonatum odoratum*（Mill.）Druce 的干燥根茎。秋季采挖，除去须根，洗净，晒至柔软后，反复揉搓、晾晒至无硬心，晒干；或蒸透后，揉至半透明，晒干。

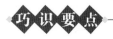

巧识要点

（1）须根痕
　　白色圆点状的须根痕。

（2）有环节
　　表面半透明，有微隆起的环节。

（3）茎痕
　　有圆盘状茎痕。

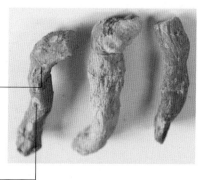

（4）颗粒性
　　质硬而脆或稍软，断面角质样或显颗粒性。

（5）气味
　　气微，味甘，嚼之发黏。

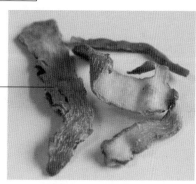

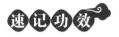速记功效

性味归经： 甘，微寒。归肺、胃经。

功效主治： 养阴润燥，生津止渴。用于肺胃阴伤，燥热咳嗽，咽干口渴，内热消渴。

速记歌诀： 玉猪养鹰，润造圣井（能）止渴。

歌诀详解： 玉猪——玉竹；养鹰——养阴；润造圣井（能）止渴——润燥，生津止渴。

药理作用

　　玉竹具有降血糖、调节糖脂代谢、调节免疫、抗肿瘤、抑菌、抗疲劳、抗氧化以及延缓皮肤衰老等药理作用。

玉
竹
Y

━━━━━━━━━ ▪ 参考文献 ▪ ━━━━━━━━━

［1］罗纯清，王兴.玉竹药理作用研究进展［J］.亚太传统医药，2018，14（07）：95-97.

［2］孟庆龙，崔文玉，刘雅婧，等.玉竹的化学成分及药理作用研究进展［J］.上海中医药杂志，2020，54（09）：93-98.

郁金 (Yujin)

CURCUMAE RADIX

郁金为姜科植物温郁金 *Curcuma wenyujin* Y. H. Chen et C. Ling、姜黄 *Curcuma longa* L.、广西莪术 *Curcuma kwangsiensis* S. G. Lee et C. F. Liang 或蓬莪术 *Curcuma phaeocaulis* Val. 的干燥块根。前两者分别习称"温郁金"和"黄丝郁金",其余按性状不同习称"桂郁金"或"绿丝郁金"。冬季茎叶枯萎后采挖,除去泥沙和细根,蒸或煮至透心,干燥。

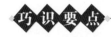

巧识要点

(1) 有纵纹
表面具不规则的纵皱纹,纵纹隆起处色较浅。

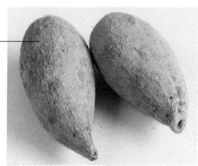

(2) 环明显
断面角质样,内皮层环明显。

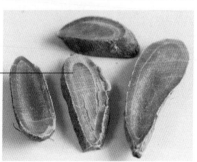

(3) 气微香
气微香,味微苦。

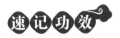**速记功效**

性味归经：辛、苦，寒。归肝、心、肺经。

功效主治：活血止痛，行气解郁，清心凉血，利胆退黄。用于
胸胁刺痛，胸痹心痛，经闭痛经，乳房胀痛，热病
神昏，癫痫发狂，血热吐衄，黄疸尿赤。

速记歌诀：鱼精伙同鲤皇，行气解郁清良。

歌诀详解：鱼精——郁金；伙同——活血止痛；鲤皇——利胆
退黄；清良——清心凉血。

药理作用

郁金具有调节脂质代谢、减少脂质沉积、降血脂、抗血小
板聚集及抗凝血的作用，可抗动脉粥样硬化。此外，郁金还具
有保肝、利胆、抗肿瘤、抑菌抗炎、抗氧化等药理作用。

郁
金
Y

• 参考文献 •

[1] 杨翠荣.郁金药理及中医临床应用略述 [J].光明中医，2014，29
（08）：1772-1773.

[2] 袁晓旭，杨明明，赵桂琴.郁金化学成分及药理作用研究进展 [J].
承德医学院学报，2016，33（06）：487-489.

远志（Yuanzhi）

POLYGALAE RADIX

远志为远志科植物远志 *Polygala tenuifolia* Willd. 或卵叶远志 *Polygala sibirica* L. 的干燥根。春、秋二季采挖，除去须根和泥沙，晒干或抽取木心晒干。

巧 识 要 点

（1）横皱纹
表面有较密并深陷的横皱纹及裂纹。

（2）鹅管志筒
较粗的远志抽取木心后，所余的皮部呈圆筒状或中空的长管状，形如鹅翎管。

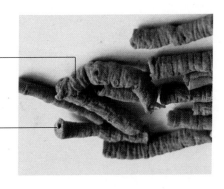

（3）皮肉分离
皮部棕黄色，木部黄白色，皮部易与木部剥离。

（4）刺喉感
气微，味苦、微辛，嚼之有刺喉感。

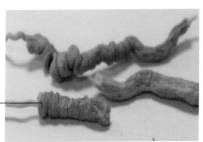

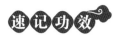速记功效

性味归经： 苦、辛，温。归心、肾、肺经。

功效主治： 安神益智，交通心肾，祛痰，消肿。用于心肾不交引起的失眠多梦、健忘惊悸、神志恍惚，咳痰不爽，疮疡肿毒，乳房肿痛。

速记歌诀： 去院子中，通心肾安神志。

歌诀详解： 去——祛痰；院子——远志；中——消肿；通心肾——交通心肾；安神志——安神益智。

药理作用

　　远志具有镇静、镇咳祛痰、抗炎、增强记忆、益智、利尿、抗氧化、抗衰老、抗肿瘤及抗菌等药理作用，还具有中枢性降压以及兴奋平滑肌的作用。

远志 Y

———————————— • 参考文献 • ————————————

［1］宋路路，于俏，齐学洁，等.远志活性成分优咕吨酮铜（Ⅱ）配合物的抗肿瘤活性研究［J］.天津中医药，2019，36（07）：701-704.

［2］王小雨，刘传鑫，周佳丽，等.中药远志的化学成分和药理作用研究进展及其潜在质量标志物预测分析［J］.国际药学研究杂志，2020，47（07）：483-495，513.

泽泻（Zexie）

ALISMATIS RHIZOMA

泽泻为泽泻科植物东方泽泻 *Alisma orientale*（Sam.）Juzep. 或泽泻 *Alisma plantago-aquatica* Linn. 的干燥块茎。冬季茎叶开始枯萎时采挖，洗净，干燥，除去须根和粗皮。

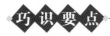

（1）岗纹
不规则的横向环状浅沟纹和多数细小突起的须根痕形成。

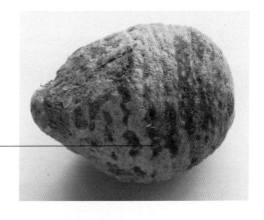

（2）细孔
断面黄白色，疏松，粉性，有多数细孔。

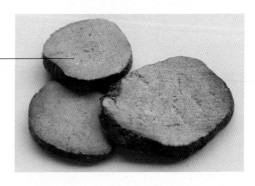

（3）气味
气微，味微苦。

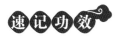

性味归经： 甘、淡，寒。归肾、膀胱经。

功效主治： 利水渗湿，泄热，化浊降脂。用于小便不利，水肿胀满，泄泻尿少，痰饮眩晕，热淋涩痛，高脂血症。

速记歌诀： 降脂水泄找泽泻。

歌诀详解： 降脂——化浊降脂；水——利水渗湿；泄——泄热。

药理作用

　　泽泻具有利尿、降血脂、抗动脉粥样硬化、抗肾结石、调节免疫、降血糖、保肝护肝、抗肿瘤、抗炎、抗氧化应激等药理作用。

泽泻
Z

• 参考文献 •

［1］田婷，陈华，冯亚龙，等.泽泻药理与毒理作用的研究进展［J］.中药材，2014，37（11）：2103-2108.

浙贝母（Zhebeimu）

FRITILLARIAE THUNBERGII BULBUS

浙贝母为百合科植物浙贝母 *Fritillaria thunbergii* Miq. 的干燥鳞茎。初夏植株枯萎时采挖，洗净。大小分开，大者除去芯芽，习称"大贝"；小者不去芯芽，习称"珠贝"。分别撞擦，除去外皮，拌以煅过的贝壳粉，吸去擦出的浆汁，干燥；或取鳞茎，大小分开，洗净，除去芯芽，趁鲜切成厚片，洗净，干燥，习称"浙贝片"。

1. 大贝

（1）形似元宝

鳞茎外层的单瓣鳞叶，一面突出，一面凹入，形似元宝。

（2）大小

直径大于 2.5cm。

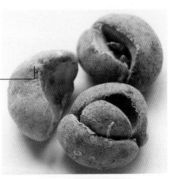

2. 珠贝

（1）肾形

外层鳞叶 2 瓣，肥厚，略似肾形，互相抱合。

（2）大小

直径小于 2.5cm。

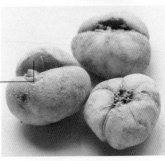

3. 浙贝片

（1）微鼓

切面微鼓起，粉白色，边_____
缘淡黄色。

（2）粉性

断面粉白色，富粉性。

（3）气味

气微，味微苦。

速记功效

性味归经： 苦，寒。归肺、心经。

功效主治： 清热化痰止咳，解毒散结消痈。用于风热咳嗽，痰
火咳嗽，肺痈，乳痈，瘰疬，疮毒。

速记歌诀： 浙贝清热化咳，戒赌笑拥。

歌诀详解： 戒赌笑拥——解毒散结消痈。

药理作用

浙贝母具有镇咳、祛痰、松弛平滑肌、抗炎镇痛、降血压、
抗凝血、抗溃疡、溶胆结石、抗菌、抗肿瘤以及止泻等药理作用。

浙贝母 Z

• 参考文献 •

[1] 张明发，沈雅琴 . 浙贝母药理研究进展 [J]. 上海医药，2007（10）：
459-461.

[2] 赵金凯，杜伟锋，应泽茜，等 . 浙贝母的现代研究进展 [J]. 时珍国
医国药，2019，30（01）：177-180.

知母（Zhimu）

ANEMARRHENAE RHIZOMA

知母为百合科植物知母 *Anemarrhena asphodeloides* Bge. 的干燥根茎。春、秋二季采挖，除去须根和泥沙，晒干，习称"毛知母"；或除去外皮，晒干。

巧识要点

（1）根痕

下面隆起，有凹陷或突起的点状根痕。

（2）环节

上面有凹沟，具环状节。

（3）金包头

顶端有浅黄色的茎叶残痕。

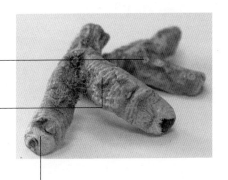

（4）断面

断面黄白色。

（5）气味

气微，味微甜、略苦，嚼之带黏性。

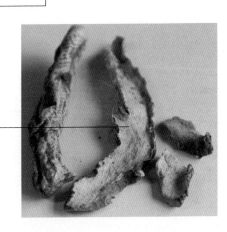

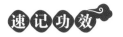

性味归经：苦、甘，寒。归肺、肾、胃经。

功效主治：清热泻火，滋阴润燥。用于外感热病，高热烦渴，肺热燥咳，骨蒸潮热，内热消渴，肠燥便秘。

速记歌诀：知母火热，自饮润燥。

歌诀详解：火热——清热泻火；自饮润燥——滋阴润燥。

药理作用

　　知母对人体循环系统、中枢神经系统、免疫系统以及运动系统均有药理作用。对循环系统，知母具有降血脂、抗动脉粥样硬化、保护血管内皮细胞、抑制血小板聚集、抗血栓、降血压、对抗脑缺血再灌注损伤等作用；对中枢神经系统，知母具有抗阿尔茨海默症、抗抑郁等作用。此外，知母还具有抗肿瘤、抗衰老、抗氧化、抗炎镇痛、降血糖、抗骨质疏松、抗病原微生物、解热、改善学习记忆、减轻激素副作用等药理作用。

• 参考文献 •

［1］翁丽丽、陈丽、宿莹，等.知母化学成分和药理作用［J］.吉林中医药，2018，38（01）：90-92.

［2］赵春草、吴飞、张继全，等.知母的药理作用研究进展［J］.中国新药与临床杂志，2015，34（12）：898-902.

［3］刘艳平.知母皂苷成分的药理活性及作用机制研究进展［J］.药学实践杂志，2018，36（01）：24-29.

知母 Z

紫草（Zicao）

ARNEBIAE RADIX

紫草为紫草科植物新疆紫草 *Arnebia euchroma*（Royle）Johnst. 或内蒙紫草 *Arnebia guttata* Bunge 的干燥根。春、秋二季采挖，除去泥沙，干燥。

巧识要点

（1）扭曲

不规则的长圆柱形或圆锥形，多扭曲。

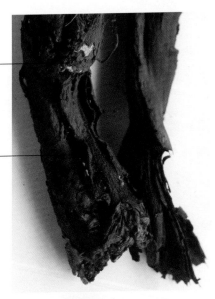

（2）紫皮易剥落

表面紫红色或紫褐色，皮部疏松，呈条形片状，常十余层重叠，易剥落。

（3）不整齐

体轻，质松软，易折断，断面不整齐。

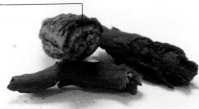

（4）气特异

气特异，味微苦、涩。

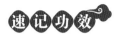

性味归经： 甘、咸，寒。归心、肝经。

功效主治： 清热凉血，活血解毒，透疹消斑。用于血热毒盛，斑疹紫黑，麻疹不透，疮疡，湿疹，水火烫伤。

速记歌诀： 紫草清凉消血毒。

歌诀详解： 清凉——清热凉血；消——透疹消斑；血毒——活血解毒。

药理作用

紫草具有抗菌、抗炎、抗病毒、抑制脂肪生成、抗过敏、抗血栓、保肝、调节机体免疫功能、抗免疫缺陷、抗肿瘤、抗氧化及对抗银屑病等药理作用。

紫草
Z

• 参考文献 •

[1] 王一全，吕鹏.紫草药理作用及应用现状［J］.吉林医药学院学报，2019，40（05）：373-375.

[2] 张凡，王绾江，景慧玲.紫草的现代药理研究及皮肤科中的应用［J］.中医药导报，2020，26（09）：168-172.

紫菀（Ziwan）

ASTERIS RADIX ET RHIZOMA

紫菀为菊科植物紫菀 *Aster tataricus* L. f. 的干燥根和根茎。春、秋二季采挖，除去有节的根茎（习称"母根"）和泥沙，编成辫状晒干，或直接晒干。

巧识要点

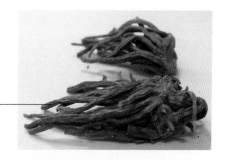

（1）细根簇生
根茎簇生多数细根，编成辫状。

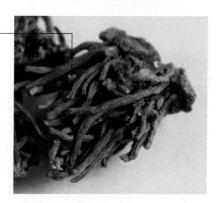

（2）外皮颜色
紫红色或灰红色。

（3）质柔
质较柔韧。

（4）气味
气微香，味甜、微苦。

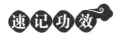

性味归经： 辛，苦，温。归肺经。

功效主治： 润肺下气，消痰止咳。用于痰多喘咳，新久咳嗽，劳嗽咳血。

速记歌诀： 紫菀谈客费气。

歌诀详解： 谈客——消痰止咳；费气——润肺下气。

药理作用

　　紫菀具有显著的镇咳、祛痰、平喘的作用，还具有抗氧化、抗菌和利尿通便等药理作用。

紫菀 Z

・ 参考文献 ・

[1] 范玲，王鑫，朱晓静，等.紫菀化学成分及药理作用研究进展［J］. 吉林中医药，2019，39（02）：269-273.

主要参考书目

［1］国家药典委员会.中华人民共和国药典［M］.北京：中国医药科技出版社，2020.

［2］赵昌，王满恩，杨善华.常用中药快速识别图谱［M］.北京：化学工业出版社，2011.

［3］张钦德.中药鉴定技术［M］.北京：人民卫生出版社，2014.

［4］沈力，李明.中药鉴定技术［M］.北京：中国中医药出版社，2018.

［5］王满恩，薛建英，赵昌.中药功效"快快"记忆法［M］.北京：化学工业出版社，2014.